专项职业能力考核培训教材

老人照护

四川省职业技能鉴定指导中心　组织编写
肖雪　主　编

中国劳动社会保障出版社

图书在版编目（CIP）数据

老人照护 / 四川省职业技能鉴定指导中心组织编写；肖雪主编. -- 北京：中国劳动社会保障出版社，2023

专项职业能力考核培训教材

ISBN 978-7-5167-6099-4

Ⅰ. ①老…　Ⅱ. ①四…②肖…　Ⅲ. ①老年人－护理－职业培训－教材　Ⅳ. ①R473

中国国家版本馆 CIP 数据核字（2023）第 233264 号

中国劳动社会保障出版社出版发行

（北京市惠新东街 1 号　邮政编码：100029）

*

北京市白帆印务有限公司印刷装订　　新华书店经销

787 毫米 ×1092 毫米　16 开本　10.5 印张　193 千字

2023 年 12 月第 1 版　　2023 年 12 月第 1 次印刷

定价：28.00 元

营销中心电话：400-606-6496

出版社网址：http://www.class.com.cn

本书编委会

本书编审人员

主　编　肖　雪

副主编　黄　铮　付昌萍　张　儒

编　者　刘　丹　方琬瑞　韩海军　李林林　吕文超
　　　　陈慧玲　乔　莎　蒋　蔓　王娅丹　杨露灿
　　　　郑雯月

主　审　张　林

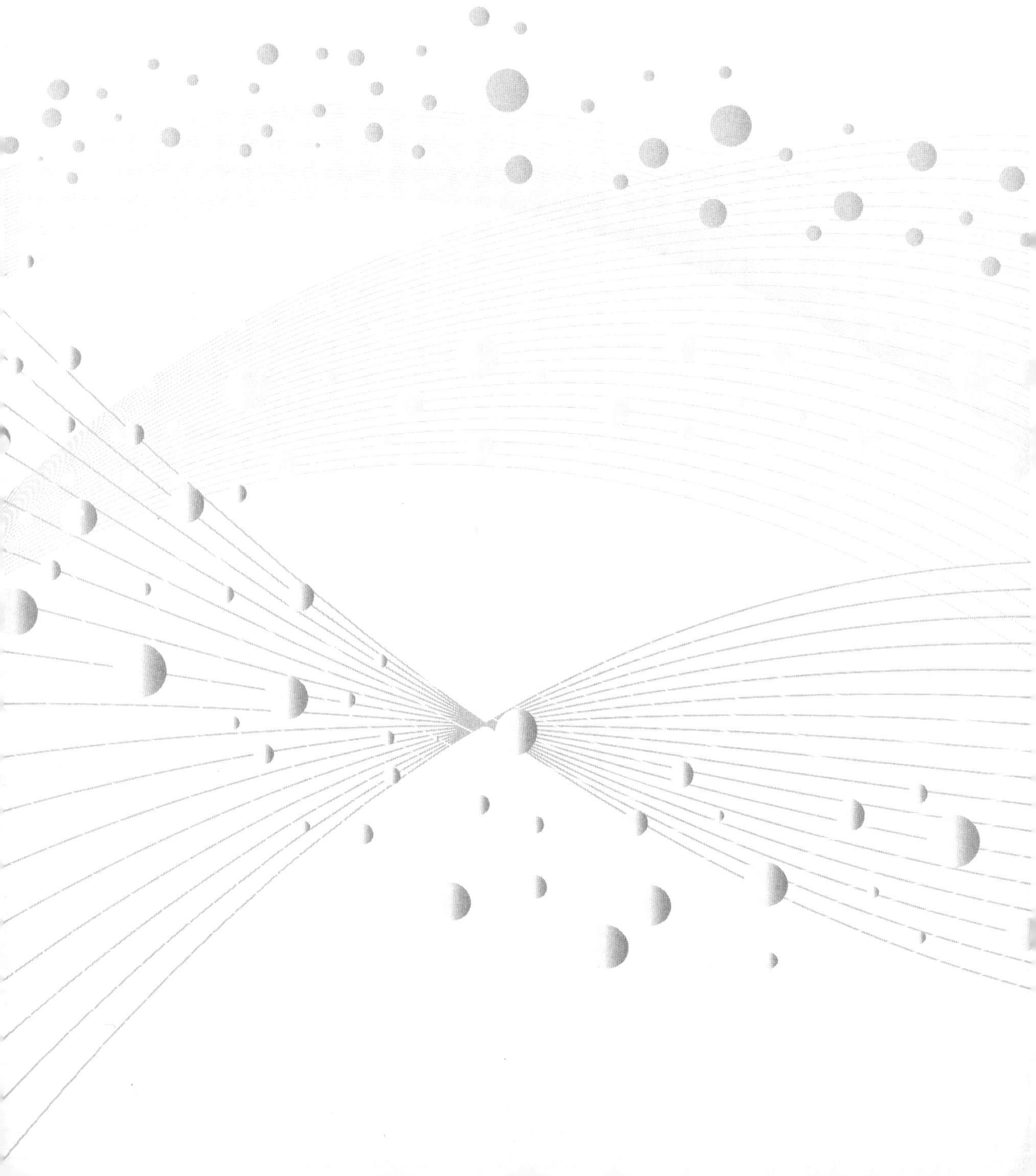

前 言

职业技能培训是全面提升劳动者就业创业能力、促进充分就业、提高就业质量的根本举措，是适应经济发展新常态、培育经济发展新动能、推进供给侧结构性改革的内在要求，对推动大众创业万众创新、推进制造强国建设、推动经济高质量发展具有重要意义。

为了加强职业技能培训，《国务院关于推行终身职业技能培训制度的意见》（国发〔2018〕11号）、《人力资源社会保障部　教育部　发展改革委　财政部关于印发“十四五”职业技能培训规划的通知》（人社部发〔2021〕102号）提出，要完善多元化评价方式，促进评价结果有机衔接，健全以职业资格评价、职业技能等级认定和专项职业能力考核等为主要内容的技能人才评价制度；要鼓励地方紧密结合乡村振兴、特色产业和非物质文化遗产传承项目等，组织开发专项职业能力考核项目。

专项职业能力是可就业的最小技能单元，劳动者经过培训掌握了专项职业能力后，意味着可以胜任相应岗位的工作。专项职业能力考核是对劳动者是否掌握专项职业能力所做出的客观评价，通过考核的人员可获得专项职业能力证书。

为配合专项职业能力考核工作，在人力资源社会保障部教材办公室指导下，四川省职业技能鉴定指导中心组织有关方面的专家编写了专项职业能力考核培训教材。教材严格按照专项职业能力考核规范编写，内容充分反映了专项职业能力考核规范中的核心知识点与技能点，较好地体现了科学性、适用性、先进性与前瞻性。相关行业和考核培训方面的专家参与了教材的编审工作，保证了教材内容与考核规范、题库的紧密衔接。

专项职业能力考核培训教材突出了适应职业技能培训的特色，不但有助于读者通过考核，而且有助于读者真正掌握相关知识与技能。

本教材由四川搏锦程职业培训学校承担具体编写工作。教材在编写过程中，得到了四川大学华西第二医院、四川华锦海康科技有限公司、四川新高健康管理职业技能培训中心、成都中医药大学附属医院针灸学校、北京中医医院内蒙古医院、成都市第二人民医院、成都市青白江区中医医院、成都肛肠专科医院等单位的大力支持与协助，也得到了陈佳、廖秋梅、吴纯莉的摄影支持，在此表示衷心感谢。

教材编写是一项探索性工作，由于时间紧迫，不足之处在所难免，欢迎各使用单位及读者提出宝贵意见和建议，以便教材修订时补充更正。

目　录

培训任务 3 睡眠照护

培训任务 4 饮食照护

培训任务 5　排泄照护

培训任务 6　安全照护

培训任务 7　常用照护技术

培训任务 1

职业准备

学习单元 1

职业

知识要求

一、老人照护概述

1. 老人照护的概念

老人照护是指对老年人生活、心理进行照料和护理。

2. 老人照护的工作内容

（1）对老年人进行清洁卫生照护，如居室清洁照护、更换衣裤照护、口腔清洁照护、头发清洁照护、身体清洁照护。

（2）对老年人进行睡眠照护，如睡眠环境布置、卧床体位选择、睡眠记录。

（3）对老年人进行饮食照护，如协助老年人进食、健康饮食指导。

（4）对老年人进行排泄照护，如排泄异常照护、便器与纸尿裤的使用、缓泻剂的使用。

（5）对老年人进行安全照护，如拐杖与轮椅的使用、老年人的安全移动、取暖物品的安全使用、应急处置。

（6）掌握常用的照护技术，如给药照护，测量体温、脉搏、呼吸、血压、血糖，体卫融合照护。

3. 老人照护的特点

（1）心理需求。老年人或多或少存在视力、听力减退的情况，其信息来源单一，与人接触较少，特别是一些丧偶、独居或疾病缠身多年的老年人，更是处于一种孤独、寂寞的情绪中，同时在心理上也会产生失落感，对比以前的自己，有些不能接受和接纳。照护人员要细心观察，耐心陪伴，及时找到老年人的心理症结，积极给予回应。同时在言语沟通上要礼貌温和，在事务安排上也要多征求老年人的意见和看法，让老年人感受到尊重。

（2）生活需求。老年人感知水平降低，生活基本生存技能减弱，照护人员要满足老年人的日常生活需求，如擦洗身体、如厕、行走、饮食等。

（3）护理需求。老年人因身体机能下降，患病后常没有典型的临床症状，病情容易延误。老年人免疫功能减弱，易发生感染。照护人员须注意观察老年人的身体状况，如有异样，及时报告医生、护士，也要及时将信息反馈给家属，以便及时救治。同时要指导患病老年人遵医嘱按时服药。

二、行业现状与政策

1. 行业现状

我国人口众多，医疗资源很难满足所有居民的需求，而老年人更容易出现健康问题。现阶段，我国养老护理供给不足情况十分严重：一是照护人员较缺乏，专门针对老年产业发展的学科也少，需要培养专业技能的行业人员从事照护工作；二是养老机构床位数缺口巨大。

目前，老人照护从业人员在上岗前要接受一系列专业的技能培训和照护知识学习，以便熟练运用到工作中。

2. 行业政策

《中华人民共和国老年人权益保障法》中所称老年人是指六十周岁以上的公民，主要条款如下。

（1）禁止歧视、侮辱、虐待或者遗弃老年人。

（2）禁止对老年人实施家庭暴力。

（3）对生活长期不能自理、经济困难的老年人，地方各级人民政府应当根据其失能程度等情况给予护理补贴。

（4）老年人无劳动能力、无生活来源、无赡养人和扶养人，或者其赡养人和扶养人确无赡养能力或者扶养能力的，由地方各级人民政府依照有关规定给予供养或者救助。

（5）老年人合法权益受到侵害的，被侵害人或者其代理人有权要求有关部门处理，或者依法向人民法院提起诉讼。人民法院和有关部门，对侵犯老年人合法权益的申诉、控告和检举，应当依法及时受理，不得推诿、拖延。

（6）国家工作人员违法失职，致使老年人合法权益受到损害的，由其所在单位或者上级机关责令改正，或者依法给予处分；构成犯罪的，依法追究刑事责任。

（7）家庭成员盗窃、诈骗、抢夺、侵占、勒索、故意损毁老年人财物，构成违反治安管理行为的，依法给予治安管理处罚；构成犯罪的，依法追究刑事责任。

（8）侮辱、诽谤老年人，构成违反治安管理行为的，依法给予治安管理处罚；构成犯罪的，依法追究刑事责任。

（9）养老机构及其工作人员侵害老年人人身和财产权益，或者未按照约定提供服务的，依法承担民事责任；有关主管部门依法给予行政处罚；构成犯罪的，依法追究刑事责任。

学习单元 2

职业道德与行为礼仪

知识要求

一、职业道德

1. 个人基本要求

（1）身体状态。由于老年人大多生活自理能力较差，机体免疫力较低。照护人员需要一定体力和精力去工作，只有自己拥有良好的健康状态，才能为老年人提供周到、细致的服务。

（2）心理素质。部分老年人由于疾病缠身或者机能退化，容易产生多疑、悲观、孤独等心理问题，照护人员需要用真心和爱心理解他们、帮助他们，用耐心陪伴他们。照护人员也要有一定的抗压能力，能够换位思考。

（3）沟通能力。照护人员需要加强语言沟通能力，学会与老年人及其家属友好相处。尊重老年人的生活习惯，对于起居作息时间、饮食、生活习惯等，要尽量按照老年人的要求进行设置和安排。心平气和地面对老年人偶尔的暴躁或者是其家属的质疑，耐心地与他们沟通，消除误会。

2. 道德基本要求

（1）遵纪守法，恪守原则

1）遵守劳动纪律。照护服务时间、薪酬待遇、服务内容等在服务合同中有明确的约定，尽量做到“当天事当天毕”，有契约精神。

2）遵守财物纪律。照护人员有时会进入雇主家中工作，不得随意浪费财物，不得将雇主的财物占为已有，是基本的职业道德操守。

3）不涉家庭事务。不打探雇主隐私，不评论雇主家庭矛盾，不搬弄是非，不把雇主家的隐私告知他人。

（2）爱岗敬业，服务第一。照护人员应认识到自身每一个行为都与老年人身心健康相关，都与病患生命安全相关，因此工作中需要细致、周到地常伴老年人左右，爱惜和珍惜工作，善待自己的服务对象。

二、行为礼仪

礼仪在人际交往中是一门艺术，是以友好、尊重为前提的行为习惯。

1. 仪表礼仪

照护人员在工作中如果有工作装应着工作装。如果没有工作装，应按季节进行着装。着装以简洁大方、面料舒适为宜，不可穿过分紧身或薄透的服装。不染过分亮眼的发色，不佩戴有锐角的发饰。不宜佩戴长耳饰、长项链、胸花等饰物。个人的仪表应以方便工作、不损伤老年人为前提。

2. 容貌修饰

（1）勤洗发。养成勤洗发的习惯，使头发保持清爽、不油腻。长发者应将长发盘起，也可以使用工作帽，以免掉发散落在老年人的饮食里或床铺上。

（2）勤洗脸。用打湿的毛巾清洗面部，及时清洗眼睛分泌物。在清洁鼻部时，要定期修剪鼻毛，保持鼻孔通畅。耳朵中有分泌物和外露耳毛要及时清除。

（3）勤刷牙。应保证每天晨起后、入睡前刷牙，刷牙时间不少于 3 min。

（4）勤洗澡。夏季每日洗澡，冬季每隔 2 ~ 3 天洗澡。内衣裤勤换洗。

（5）勤剪指甲，勤洗手。不宜留长指甲和涂有色指甲油，避免指甲缝藏污垢引起细菌繁殖、交叉感染，也避免戳伤老年人。

3. 举止礼仪

（1）站姿。站立时，抬头，下巴微收，眼睛平视前方，身体摆正，手臂自然垂放于身体两侧，两腿直立，脚跟并拢。女士前脚掌微分开，男士双脚与肩同宽。

（2）坐姿。入座时，上身挺立，抬头，下巴微收，眼睛平视前方，肩膀下沉，双手五指并拢自然放在大腿上。不跷二郎腿，不抖腿。

（3）走姿。上身保持挺立状态，抬头，下巴微收，眼睛平视前方，挺胸收腹提臀。行走时，双手手臂在身体两侧自然摆动，重心前倾，步伐适中，匀速向前。不可故意扭动臀部。

4. 言谈礼仪

（1）言谈态度

1）真诚。顺利交流的前提是真诚，照护人员应做到语气平和，真挚坦诚。

2）谨慎。尽可能肯定对方；如果与对方意见不合时，尽量找出对方“合理”的成分，可以说：“你说的有一定道理，但是我是这样想的……你看我这么做是不是也可以?”

3）专注。交谈时眼睛要注视对方的眼睛，不要左顾右盼，也不要答非所问。

4）微笑。微笑可以拉近人与人之间的距离，表达个人的善意，也容易让人产生亲切感。

（2）礼貌用语

1）称呼可以使用“老师”“大伯”“大娘”等。问候时，可以说“你好”“早上好”“晚安”等。

2）多使用“请”字，如“请稍等”“请问”“请让一下”等。

3）如果在工作中做了妨碍他人的事情，给对方造成了不快乐、损失、伤害时，要及时跟对方道歉，需要说“非常抱歉”“对不起”“真过意不去”等。

（3）有效言谈技巧

1）倾听。应全神贯注、聚精会神地听，要积极给予回应，如“嗯嗯”“是的”，肯定对方时可以说“您刚才说得太好了，我要记下来，这样能提升我自己”“您的想法和建议很好，我马上跟主管沟通，做服务上的改进”。

2）问询。在问询时，语气柔和，清晰表达问题，尊重老年人的感受，如“今天天气很好，您需要出去走走吗”“您今天需要洗澡吗”。

学习单元 3

老年人生理与心理

知识要求

当人步入老年，不仅身体的各个系统会发生一系列生理变化，也会引发心理变化。只有熟悉和了解衰老给人体带来的生理和心理上的变化，才能更好地了解和照顾老年人。

一、老年人生理

1. 人体系统及功能

人体是由多个器官系统构成的统一整体，各个系统负责不同的生理功能，但又相互影响、相互作用，共同维持人体的正常功能。人体系统与功能见表 1–1。

表 1–1　　人体系统与功能

人体系统	组成与作用
神经系统	包括脑、脊髓、神经等，是人体的总指挥，负责发起命令，协调全身各系统的功能

续表

人体系统	组成与作用
呼吸系统	包括鼻、咽、喉、气管、支气管和肺，负责人体从外界吸入新鲜的氧气，然后将人体代谢的二氧化碳等呼出体外
循环系统	包括心脏、动脉、静脉，负责将承载氧气和营养物质的体液运输至人体各个部位，并将各个部位代谢的废物及二氧化碳带走
消化系统	包括口腔、咽、食管、胃、小肠、大肠、肛门、肝、胆囊、胰腺等，负责食物的咀嚼、消化、吸收，以及食物残渣的排出
泌尿系统	包括肾、输尿管、膀胱、尿道等，主要负责代谢物的排出
内分泌系统	包括甲状腺、肾上腺等，负责分泌激素，调节人体各器官的功能
生殖系统	男性和女性的生殖系统组成不同，男性由睾丸、附睾、输精管、前列腺、阴茎等组成，是精子产生、成熟和运输的场所；女性由卵巢、输卵管、子宫、阴道、外阴等组成，卵子的成熟和排出、胚胎孕育及分娩等生理过程均在此完成
运动系统	包括骨、关节、肌肉等，主要维持人体骨架，保护器官和软组织，和肌肉组织相互配合完成人体的各种运动

2. 老年人生理表现

随着年龄的增长，人体内细胞逐渐衰老，各器官出现萎缩及功能退化等；老年人内环境稳定性差，机体对内外环境适应能力减退，容易受到各种不利的致病因素影响而患病；并且老年人胸腺萎缩、免疫细胞数量减少及活性降低，容易并发感染。老年人的衰老表现见表 1–2。

表 1–2　　老年人的衰老表现

人体结构	衰老表现
神经系统	神经细胞及组织发生衰老萎缩，常表现为认知功能、记忆能力、运动功能减退，同时部分感受器功能也会下降，如视觉、听觉能力的减弱，此外还可能出现一些老年性疾病，如阿尔兹海默症
呼吸系统	呼吸肌肌力减退，肺功能下降，排痰功能减退；免疫力下降，容易发生慢性支气管炎、肺气肿、肺心病等
循环系统	伴随着心血管的老化，血管内膜逐渐增厚，血管壁弹性减退，血管狭窄，心肌细胞萎缩，心脏收缩力下降等，可能会并发冠心病、高血压等慢性病
消化系统	老年人由于牙齿松动脱落，食物咀嚼不充分，且胃肠道蠕动减慢，常常会有消化不良症状出现。若饮食结构不合理，加上部分老年人有痔疮，常常会出现便秘
泌尿系统	肾脏血管硬化，血流量减少，肾功能减退。女性由于尿道黏膜萎缩，尿道本身较短，容易患尿道炎，出现排尿时疼痛等不适；男性由于前列腺肥大、吸烟习惯等，可能会有前列腺炎的表现，如尿频、排尿困难、尿不尽等

续表

人体结构	衰老表现
内分泌系统	内分泌腺体萎缩，内分泌功能下降。例如，胰岛素分泌减少或人体对胰岛素敏感性下降，人体不能有效利用葡萄糖，从而发生糖尿病
生殖系统	生殖系统老化后，常常会出现生育力丧失。女性表现为绝经，阴道萎缩，容易患老年性阴道炎；男性可能因前列腺肥大、前列腺炎等影响排尿功能。一些生殖系统相关的肿瘤发生率增高，如女性子宫内膜癌、男性前列腺癌
运动系统	骨与关节是运动功能的重要支撑，是最容易发生退行性改变的结构。随着年龄增长，钙质流失，骨骼生长和吸收的平衡打破，骨质开始萎缩，骨骼开始老化退变，尤其是女性在绝经后容易发生骨质疏松，长骨、扁骨内面骨质吸收变薄，骨骼脆性增大，容易骨折

另外，老年人的皮肤也开始衰老，具体表现为：皮下组织萎缩、皮下脂肪减少，皮肤出现弹性减退、松弛、皱纹；色素沉着，形成老年斑；皮脂腺和汗腺萎缩，出现皮肤的体温调节功能下降、皮肤干燥等情况。

二、老年人心理改变的类型

1. 生理因素引起的心理改变

（1）衰老引起的心理改变。步入老年，除了器官、组织细胞等生理上的衰老外，还会引发一些心理上的改变。伴随着视觉、听觉等感官敏锐度下降，老年人的运动灵活性和动作速度也会出现明显减退，老年人的学习速度和理解能力相较于年轻时会明显变缓。若不及时适应这种变化，很容易滋生焦虑情绪或者自卑心态。衰老会影响老年人的日常生活，给他们造成一定的心理困扰，出现挫折感或失败感，并且有可能导致抑郁、焦虑、愤怒等负性情绪。另外，体力减退、身体形态的变化等也会诱发老年人悲伤失落的情绪，部分骄傲好强的老年人在进入老年阶段可能出现“不服老”的心态，拒绝接受衰老的现实，喜欢故意找一些年轻时候会做的事情来展示自己“未老”的身体状态，一旦“败露”，则会更加悲伤失落。

（2）疾病引起的心理改变。疾病可能造成老年人失去自理能力，给家庭造成经济负担，给伴侣和子女造成生活上的负担。老年人会因患病而自责，并且可能担心家庭经济状况、担心对子女生活造成影响，表现出拒绝就医与服药等，消极厌世。部分老年人也会因为生病时子女无暇照顾自己而产生孤独、悲伤、不安的情绪。

（3）死亡引起的心理改变。老年人由于身患疾病会更加自然地联想到死亡，在生病时更容易出现对死亡的恐惧、对家人的担忧和挂念。并且，老年人周围常常会有同龄人重病或离世，也会引发老年人的不安。

2. 社会因素引起的心理改变

（1）职业角色转变引起的心理问题。对于刚刚退休的老年人，他们由原来的职业角色变成了现在的闲暇角色，由原来的主体角色变成了现在的依赖角色。职业角色的变化使他们生活的重心由工作转至生活。退休后接触的人减少，加之儿女往往不能经常陪伴在身边，被他人特别是被家人“遗弃”的感觉会持续“发酵”，会出现强烈的孤独感。特别是原来身居要职的老年人，退休就意味着他们的社会地位大不如从前，这种巨大的心理落差会产生非常强烈的失落感，通常会出现情绪低迷、沉默寡言的情况。

（2）主角退化为配角引起的心理问题。伴随着老年人职业角色的转变，离开工作多年的工作岗位，儿女逐渐成为家庭的支柱，老年人在家中的角色由主角退化为配角，不少老年人在家中的地位也由主导退化到边缘，因此会有一种失落感。此外，部分固执的老年人总认为自己社会经验丰富，长期习惯年轻人听从自己的意见，一旦生活中子女不听从自己的意见，就会变得更加固执、容易愤怒。长期如此，也可能引发抑郁情绪。

3. 家庭因素引起的心理改变

（1）家庭经济状况。家庭经济状况对老年人的心理状态有显著影响，若是家庭无经济问题，老年人生活条件良好，经济宽裕，老年人的心理问题相对会少一些。若是家庭由于一些特殊事件造成经济困难，会导致老年人出现焦虑、担忧等情绪。若是家庭长期处于经济危机中，老年人的幸福感往往会更低，情绪会更加低落、沮丧，甚至陷于抑郁和绝望。

（2）家庭人际关系。和谐良好的家庭人际关系常常会给老年人带来幸福美好的感受。若是家庭成员之间出现一些不和气的表现，老年人会感到沮丧、无奈，甚至会自责。

1）空巢老年人的心理表现。由于子女、朋友等不能一直陪在身边，老年人情感长期无法得以表达，容易产生忧郁、孤独、无助的心理，甚至性格大变，变得暴躁、易怒等。

2）丧偶老年人的心理表现。伴侣的去世常常会严重影响老年人的心理状态，通常在相当长一段时间内，老年人会处于悲伤的情绪中。若是子女及其他家人对此没有加以重视，老年人心理得不到慰藉，容易陷入抑郁。

三、老年人心理改变的机制

1. 生理因素

由于衰老导致的身体结构功能的改变，躯体疾病（如甲减、甲亢、肝硬化等）或者长期使用药物，都可以对老年人的心理产生影响。

2. 心理因素

老年人在面临衰老引起的角色变换、疾病或者死亡时，常出现失落、孤独、抑郁、担忧、恐惧等负性情绪。若缺乏亲人、朋友等的关心理解时，这种负性情绪会积累，从而导致心理异常。

3. 社会因素

当发生一些重大事件或生活发生意外变故，老年人难以接受或适应，容易产生负性情绪。子女对老年人关注不够、家庭发生经济危机，以及退休、伴侣离世、子女离婚等，这些都容易引发老年人各种心理问题。

思考题

1. 简述老人照护的工作内容。
2. 简述老人照护从业人员的基本要求和素质要求。
3. 简述言谈礼仪的要求。
4. 简述人体的系统组成。
5. 简述老年人心理改变的类型。

培训任务 2

清洁卫生照护

学习单元 1

居室清洁照护

知识要求

一、老年人生活环境布置

1. 居室通风

老年人居室应每日开窗通风换气，减少异味，增加舒适感。通风时，注意做好房间内老年人的保暖。每日晨起、午睡后进行通风，开窗通气最佳时间为 9 点至 11 点和 14 点至 16 点，这两个时间段内气温相对适宜，开窗换气效果好。

一般通风 30 min 以上即可达到置换室内空气的目的，但应避免空气对流。天气炎热或寒冷时可相对缩短通风时间。

卧床老年人床上排便后，应及时通风。

2. 居室采光

适宜的光线会使老年人感到舒适，光源分为自然光源与人工光源。

（1）自然光源。自然光源即日光，是维持人体健康的要素之一。室内要光线明朗，适量的日光照射在人身体上能使照射部位温度升高、血管扩张、血流速度增快、改善皮肤和组织的营养状况，使人增加食欲，舒适愉悦。另外，适量的紫外线能促进钙质的吸收，对预防骨质疏松有好处，但过量的紫外线会增加患皮肤癌的危险，还会增加皱纹。应避免光线直接照射脸部，午睡时应用窗帘适当遮挡光线。

（2）人工光源。傍晚和夜间开灯照明可以方便老年人活动，便于照护人员进行晚间照护工作。在老年人睡眠时，关闭大灯，开启床头灯，床头灯开关应设置在老年人易于触及的地方，方便老年人随时使用。房间还可装置地灯，柔和的灯光自地面射出，既不打扰老年人睡眠，又便于照护人员随时观察。

3. 室内温湿度

（1）温度。室温过高会使人的神经系统受到抑制，干扰消化及呼吸功能，不利于体热的散发；室温过低则因冷的刺激导致肌肉紧张，产生不安感，缺乏动力。一般室温保持在 24～26 ℃。使用空调时，房间应注意开窗通风。

（2）湿度。居室的湿度以 45%～50% 为宜。湿度过高，可抑制出汗，增加肾脏的负担；湿度过低，空气干燥，对呼吸道疾患不利。

二、老年人居室卫生

1. 居室环境与卫生

（1）老年人居室环境

1）朝向选择。老年人房间适宜朝向南或东南方向，光线充足，有利于采光。房间应安装窗帘或百叶窗，利于老年人午休和晚间睡眠。

2）家具要求。家具简单实用，靠墙摆放，活动区域平坦宽敞。老年人床具应安全、牢固、固定、高矮适宜，方便老年人上下床。床垫软硬适中，床单、被褥以棉织品为佳。

3）卫生间设置。卫生间位置靠近房间，方便老年人使用。卫生间房门一般为推拉门或向外打开，便于老年人发生意外时进行急救。卫生间设置坐便器，坐便器旁设有扶手，方便老年人自行起身和坐便。卫生用品放在老年人伸手可及的地方。

4）老年人经常活动的区域。走廊、楼梯应安装固定扶手，并且要求稳定、牢固。各个门口处地面不设门槛，以确保老年人行走安全，防止绊倒。老年人房间及卫生间应设置呼叫器或按铃，当老年人有需要时，能够迅速通知照护人员。

（2）老年人居室卫生

1）每日常规打扫，每周一次大扫除。

2）清扫地面时，应弄湿扫帚再进行清扫，避免扬起灰尘；将拖把清洗干净，挤压出多余的水，再进行地面擦拭。擦拭家具物品时，抹布也应用清水浸湿，拧至半干状态再进行擦拭，抹布、拖把均应洗净、悬挂晾干，保持清洁干燥状态备用。

3）墙壁灰尘可用潮湿毛巾包裹掸子，边轻轻擦拭边转动掸子。

4）定期清除尘螨。

2. 床铺卫生

老年人每日晨起、午睡后，照护人员要进行老年人床铺的清扫整理。

（1）床单平铺于床面，表面要求平整、干燥、无渣屑。

（2）枕芯高矮适度，一般高度为 7 ~ 8 cm，可根据老年人习惯做适度调整。有颈椎病的老年人不宜枕得太高。被褥松软舒适，被褥及枕芯应经常在日光下晾晒。

（3）扫床时，扫床刷要套上刷套进行清扫。一床一套，不可混用。

（4）每周定期更换床上用品。被服若被小便、大便、血液、体液、呕吐物等污染，应立即更换。

（5）对于卧床的老年人，照护人员还应注意在餐后、临睡前进行床铺的清扫整理，避免食物的残渣掉落床上，造成老年人卧位不适以及引发压疮。

技能要求

为老年人整理床铺

操作准备

1. 物品准备：置物架（置物车）、床刷、刷套、水盆 2 个（分别盛装洁净、污染的刷套）。

2. 照护人员准备：着装整洁，洗净双手，佩戴口罩。

操作步骤

步骤 1　沟通

向老年人说明起床时间和注意事项，一般由老年人自行初步整理床铺。个人的贵重物品不放在床铺上，尤其是塞在枕头下、床垫下等。

步骤 2　整理床单元

（1）将物品放置于置物架（置物车）上，进入老年人居室。将盖被放置在床旁椅子上。

（2）照护人员先站于床头右侧，拉开床头单。

（3）左手将床单拉平直后反折于床褥下；右手拉住床单侧边边缘，与床边垂直，如图 2–1 所示。

（4）以床沿为界，将床单垂直边折于床垫下并拉平，如图 2–2 所示。

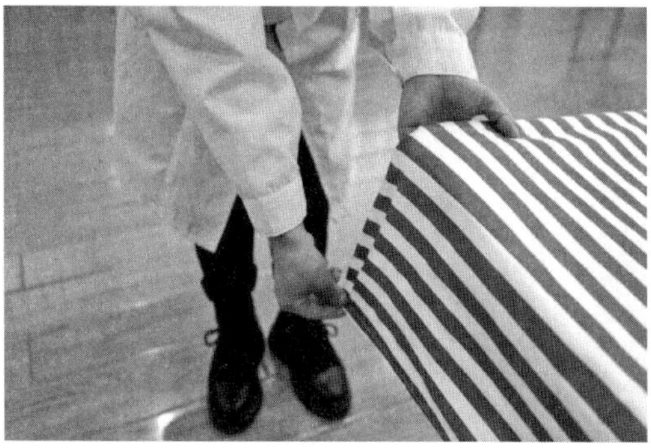

图 2–1　铺平床单

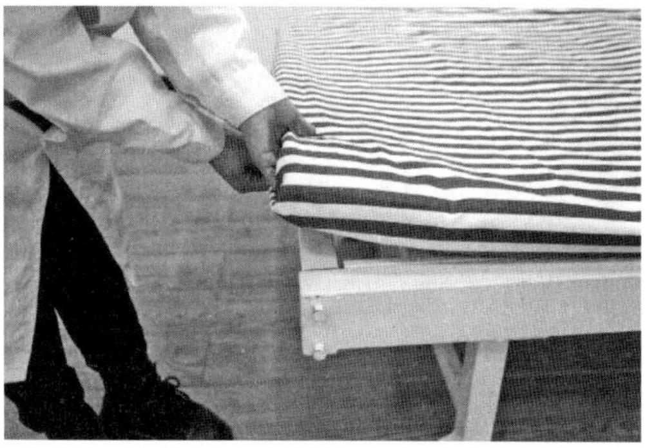

图 2–2　折床单垂直边于床垫下

（5）同法铺好另一侧的床单。

（6）取床刷，套好刷套，从床头纵向扫至床尾，每扫一刷要重叠上一刷的 1/3，避免遗漏，如图 2–3 所示。撤下刷套，放在另一个水盆中。

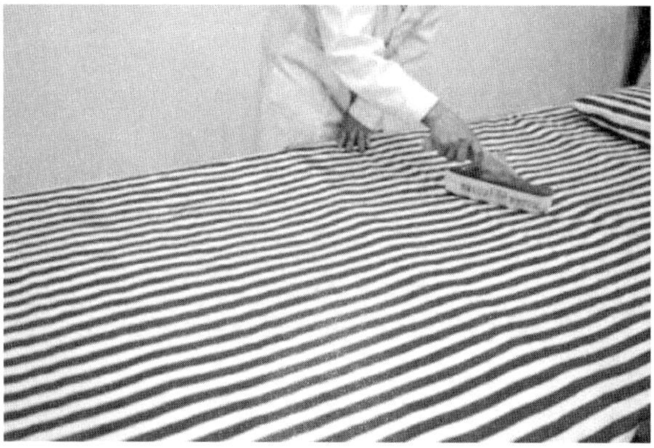

图 2–3　清扫床单

步骤 3　折叠盖被并整理

先拉开盖被，拉好床头两角，拉平直后折成方块；再将盖被居中靠床头，将枕头整理好放在盖被上。其余用物收拾后放于置物架（置物车）上。

注意事项

1. 操作中注意省力，姿势正确，动作轻柔、敏捷。
2. 避免大幅度抖动床单、盖被，以免尘埃飞扬。

为卧床老年人更换床上用品

操作准备

1. 物品准备：置物架（置物车），床刷，刷套，水盆 2 个（分别盛装洁净、污染的刷套），清洁床上用品（含床单、被套、枕套），污衣袋。

2. 照护人员准备：着装整洁，洗净双手，佩戴口罩。

操作步骤

步骤 1 沟通

向老年人解释，取得配合。

步骤 2 更换床单

（1）将物品按使用顺序码放在床尾椅子上（上层床单、中层被套、下层枕套）。

（2）照护人员站在床的右侧，一手托起老年人头部，一手将枕头平移向床的左侧，协助老年人翻身侧卧至床的左侧（背向照护人员）。有床挡应拉起床挡，如无床挡，翻身后老年人应距离床边 10 cm 以上。从床头至床尾快速松开近侧床单，向上卷起直至老年人身下，如图 2–4 所示。

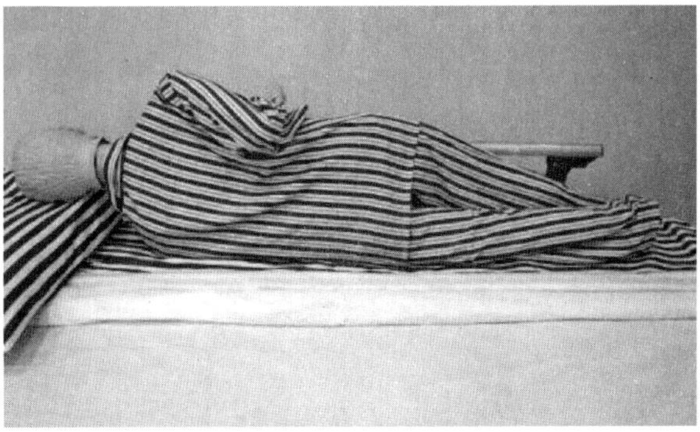

图 2–4 协助老年人翻身侧卧

（3）取清洁床单，床单的纵向中线对齐床中线，展开近侧床单平整铺于床褥上，余下的一半塞于老年人身下。分别将近侧床单的床头床尾部分反折于床褥下，绷紧床单，再将近侧下垂部分的床单平整折于床褥下。

（4）将枕头移至近侧，协助老年人翻转身体侧卧于清洁大单上（面向照护人员）。要求同前，照护人员转至床对侧，从床头至床尾松开床单，将床单向上卷起，再将污床单从床头、床尾向中间卷起，放在污衣袋内，清扫褥垫上的渣屑，撤下刷套，放在另一个水盆中。

（5）拉平老年人身下的清洁床单，平整铺于床褥上。协助老年人平卧于床中线上。

步骤 3　更换被套

（1）照护人员站在床右侧，将盖于老年人身上的棉被两侧及被尾展开。打开被套被尾开口端，一手揪住被套边缘，一手伸入被套中分别将两侧被胎向中间对折；将被胎以“S”形从被套中撤出，折叠置于床尾，被套仍覆盖在老年人身体上。

（2）取清洁被套平铺于污被套上，被套中线对准床中线。被套的被头部分置于老年人颈部。打开清洁被套被尾开口端，一手抓住棉胎被头部分将棉胎装入清洁被套内，在被套内将棉胎向两侧展开。从床头向床尾方向翻卷，撤出污被套，放在污衣袋内。

（3）将棉被纵向两侧分别内折于老年人身旁，被尾向内反折至整齐。

步骤 4　更换枕套

托起老年人头部，撤出枕头。将枕芯从枕套中撤出，将污枕套放在污衣袋内。取清洁枕套反转内面朝外，双手伸进枕套内撑开，揪住两内角。抓住枕芯两角，反转枕套套好。托起老年人头部，将枕头放置于老年人头部下方的适宜位置。

步骤 5　整理

开窗通风，洗净双手。将更换的床上用品统一洗涤、消毒，晾干备用。

注意事项

1. 协助老年人翻身侧卧时，应防止老年人发生坠床。必要时使用床挡。
2. 一床一刷套，不可重复或交叉使用。更换被套时，避免遮住老年人口鼻。
3. 将棉胎装入被套内，被头部分应充实，不可有虚沿。套好的枕头应四角充实。
4. 操作动作轻稳，不要过多暴露老年人身体，以免其受凉。

学习单元 2

更换衣裤照护

技能要求

协助老年人进行穿脱衣裤鞋袜训练

穿脱衣裤鞋袜是日常生活中的一项。肢体活动受限的老年人需要他人协助完成这个动作，严重影响了老年人的生活质量。因此在日常生活中应指导他们进行穿脱衣裤鞋袜训练，以尽快恢复其独立生活的能力。

操作准备

1. 环境准备：环境整洁，温湿度适宜，必要时用屏风遮挡。
2. 物品准备：干净、合适的衣裤鞋袜，必要时备保暖用的小毛毯和披肩。
3. 照护人员准备：着装整洁，洗净双手，必要时佩戴口罩。

操作步骤

步骤 1 沟通与评估

照护人员与老年人及家属充分沟通，了解老年人肢体活动情况、肢体偏瘫的程度等。评估老年人的身体状况、自理程度、生活习惯等。

步骤 2　穿脱上衣训练

（1）穿脱前开襟衣服训练

1）穿法。先将患侧手插入衣袖内，用健侧手将衣领拉至患侧肩，健侧手由颈后抓住衣领并向健侧肩拉，将健侧手插入衣袖内，用健侧手系好纽扣并整理。

2）脱法。健侧手抓住衣领，先脱患侧衣袖的一半，使患侧肩部露出，健侧手脱掉整个衣袖，健侧手再将患侧衣袖脱出，完成脱衣动作。

（2）穿脱套头上衣训练

1）穿法。先用健侧手将患侧手穿袖子至肘部以上，再将健侧手插入衣袖内，最后套头。

2）脱法。用健侧手将衣服拉至胸部以上，再用健侧手绕过肩膀在肩后方将衣服拉住，将头从领口脱出，健侧手从衣袖中脱出，最后脱下患侧衣袖。

步骤 3　穿脱裤子训练

（1）卧位穿脱裤子训练

1）穿法。老年人坐起，患侧腿屈膝、屈髋，放在健侧腿上；患侧腿穿上裤腿后尽力上提，健侧腿穿上裤腿；躺下，抬起臀部，把裤子拉到腰部；放下臀部，整理腰带。

2）脱法。卧位脱裤子的顺序与穿裤子的顺序相反，只需躺着就可用健侧脚将患侧裤腿脱下。

（2）坐位穿脱裤子训练

1）穿法。患侧腿放在健侧腿上，套上裤腿拉至膝部以上，放下患侧腿；健侧腿穿上裤腿，拉到膝部以上后，站起来将裤腰向上拉到腰部；整理完成。

2）脱法。坐位脱裤子的顺序与穿裤子的顺序相反。

步骤 4　穿脱鞋袜训练

下肢关节活动受限者可用穿鞋 / 袜辅助器辅助穿脱鞋 / 袜。

（1）穿法。老年人取坐位，双手交叉将患侧腿抬起，置于健侧腿上，双手为患侧足穿袜或鞋；放下患侧腿，脚掌着地，身体重心移至患侧，再将健侧腿放在患侧腿上，穿好健侧足的袜子或鞋。

（2）脱法。脱袜和鞋的顺序与穿袜和鞋的顺序相反。

注意事项

1. 训练过程中照护人员要注意观察，随时询问老年人的感受，经常鼓励老年人，及时发现老年人的进步并予以肯定和表扬。

2. 老年人如有不适，应及时停止训练。

为卧床老年人更换开襟上衣

操作准备

1. 环境准备：环境整洁，温湿度适宜，必要时用屏风遮挡。

2. 物品准备：清洁的开襟上衣、污衣袋。

3. 照护人员准备：着装整洁，洗净双手，必要时佩戴口罩。

操作步骤

步骤 1 沟通

向老年人解释，以取得配合。

步骤 2 更换开襟上衣

（1）掀开盖被，解开老年人的上衣纽扣，一手扶住老年人肩膀，另一手扶住其髋部，协助其翻身侧卧，脱去一侧衣袖（遇老年人一侧肢体不灵活时，应卧于健侧，患侧在上，先脱患侧）。

（2）取清洁开襟上衣，穿好一侧（患侧）的衣袖，其余部分（清洁的和被更换的上衣）平整地掖于老年人身下，如图 2-5 所示。

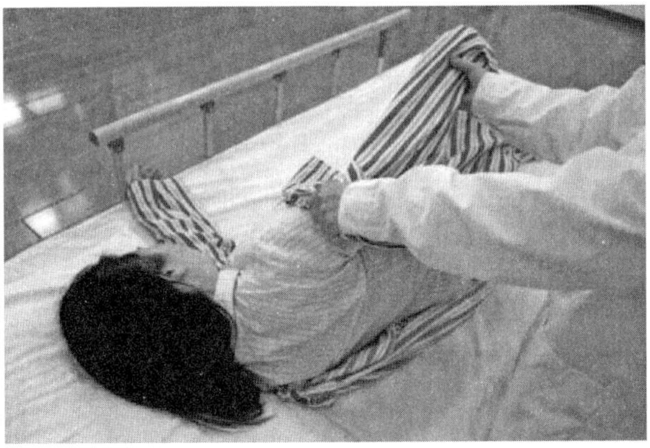

图 2-5　更换开襟上衣

（3）协助老年人取平卧位，从老年人身下拉出清洁的和被更换的上衣，脱下被更换的上衣至污衣袋，穿好清洁上衣的另一侧衣袖（健侧），扣好纽扣。

（4）拉平老年人上衣的衣身、衣袖，确保身下衣服无褶皱，整理衣领。

步骤 3 整理

协助老年人取舒适卧位，盖好被子，整理床铺。

注意事项

1. 操作轻柔快捷，避免老年人受凉。
2. 协助老年人翻身时，注意安全，需要时装置床挡。

为卧床老年人更换套头上衣

操作准备

1. 环境准备：环境整洁，温湿度适宜，必要时用屏风遮挡。
2. 物品准备：清洁的套头上衣、污衣袋。
3. 照护人员准备：着装整洁，洗净双手，必要时佩戴口罩。

操作步骤

步骤 1 沟通

向老年人解释，以取得配合。

步骤 2 脱下套头衫

（1）将老年人套头上衣的下端向上拉至胸部，一手托起老年人头部，另一手从背后向前脱下衣身部分。

（2）一手扶住老年人肩部，另一手拉住近侧袖口，脱下一侧衣袖。同法脱下另一侧衣袖。

（3）将脱下的套头衫放至污衣袋。

步骤 3 穿上套头衫

（1）辨别套头衫前后面，照护人员一手从衣袖口处伸至衣身开口处，握住老年人手腕，将衣袖套入老年人手臂，同法穿好另一侧。

（2）一手托起老年人头部，另一手握住衣身背部的下开口至领口部分，套入头部。

（3）将老年人套头衫衣身向下拉平，整理衣服至平整、无褶皱。

步骤 4 整理

协助老年人取舒适卧位，盖好盖被，整理床单元。

注意事项

1. 操作轻柔快捷，避免老年人受凉。
2. 协助老年人取坐位时注意安全。

为卧床老年人更换裤子

操作准备

1. 环境准备：环境整洁，温湿度适宜，必要时用屏风遮挡。

2. 物品准备：清洁的裤子、污衣袋。

3. 照护人员准备：着装整洁，洗净双手，必要时佩戴口罩。

操作步骤

步骤 1 沟通

向老年人解释，以取得合作。

步骤 2 脱下裤子

（1）为老年人松开裤带、裤扣。协助老年人身体左倾，将裤子右侧部分向下拉至臀下，再协助老年人身体右倾，将裤子左侧部分向下拉至臀下。

（2）叮嘱能够配合的老年人屈膝，两手分别拉住老年人两侧裤腰部分向下脱至膝部，抬起一侧下肢并脱去该侧裤腿。用同样方法脱去另一侧裤腿。

（3）将脱下的裤子放至污衣袋。

步骤 3 穿上裤子

（1）取清洁裤子，辨别前后。左手从裤腿口套入至裤腰开口，轻握老年人脚踝，右手将裤腿向老年人大腿方向提拉。用同样方法穿上另一条裤腿。

（2）两手分别拉住两侧裤腰部分，向上提拉至老年人臀部。

（3）协助老年人身体左倾，将右侧裤腰部分向上拉至腰部，再协助老年人身体右倾，将裤子左侧部分向上拉至腰部。系好裤带、裤扣。

步骤 4 整理床铺

协助老年人取舒适卧位，盖好被子，整理床铺。

注意事项

1. 操作轻柔快捷，避免老年人受凉。

2. 穿脱裤子不可生拉硬拽，以免损伤老年人皮肤或骨关节。

学习单元 3

口腔清洁照护

知识要求

一、老年人口腔问题的特点

1. 口腔功能减退，耐受力降低，患病风险增加。

2. 除口腔疾病外，多患有系统性疾病，这些伴发疾病使老年口腔疾病患者的口腔治疗有一定的风险。

3. 病程长，病情重，治疗相对复杂，如老年人的牙齿常广泛磨损，加上牙龈萎缩，使牙体修复、义齿修复难度增加。

4. 老年人常有负性情绪及精神障碍，而且个体差异大。

二、刷牙照护

刷牙是保持口腔卫生的重要方法，每日刷牙可去除菌斑和软垢。牙刷的按摩作用可促进牙龈组织的血液循环，有助于增强牙周组织对局部刺激的防御能力，维护牙龈的健康。建议采用巴氏刷牙法——水平颤动拂刷法，不要采用拉锯式的横刷法。

1. 巴氏刷牙法的操作要领

（1）手持刷柄，刷毛指向牙根方向（上颌牙向上、下颌牙向下），轻微加压，使刷毛部分进入龈沟，部分置于龈缘上。

（2）以 2～3 颗牙为一组，以短距离（约 2 mm）水平颤动刷牙 4～6 次。然后将牙刷向牙冠方向转动，拂刷唇（颊）舌（腭）面。注意动作要轻柔。

（3）将牙刷移至下一组 2～3 颗牙的位置重新放置，注意放置要有 1～2 颗牙的位置重叠。

（4）刷上前牙舌面时，将刷头竖放在牙面上，使前部刷毛接触龈缘，自上而下拂刷，不做来回拂刷。刷下前牙舌面时，自下而上拂刷。

（5）刷咬合面时，刷毛指向咬合面，稍用力做前后来回刷，注意各个部位都必须刷到。

2. 刷牙的注意事项

不管是老年人自行刷牙，还是由照护人员协助刷牙，在刷牙过程中一般应注意以下事项。

（1）每天至少刷牙 2 次，晚上睡前刷牙尤为重要，每次刷牙时间不少于 3 min。老年人多有牙龈萎缩，易发生食物嵌塞，可适当增加刷牙次数，建议早、晚和餐后刷牙。

（2）牙龈萎缩处的邻间隙区、暴露的根分叉区以及排列不整齐的牙邻面可配合使用牙间隙刷，清洁上牙时刷头微向下，清洁下牙时刷头微向上，插入牙间隙进行锯式移动 3～4 次。对于牙颈部和根面上的菌斑，牙间隙刷比牙线、牙签清洁效果更好，使用也更方便。如果牙龈没有明显的萎缩，插入牙间隙刷有困难时，不应勉强，以免损伤牙龈。

（3）老年人最好使用软毛牙刷；含氟牙膏可降低龋齿的发病率并能促进根面龋的再矿化，建议老年人使用含氟牙膏。

（4）刷牙后，用清水多次冲洗牙刷，并将刷毛上的水甩干，放置于通风处充分干燥，不要把牙刷放在玻璃管或金属盒中，也不要把牙刷头倒置于漱口杯内。

三、擦拭口腔

对凝血功能差的老年人，要防止损伤黏膜及牙龈。牙齿按照从唇颊面到咬合面、舌腭面的顺序进行擦拭和冲洗，避免遗漏。黏膜可以用生理盐水湿润的棉球或纱布仔细擦拭，从切牙乳头到腭皱襞，然后从软硬腭间交界处再到翼下颌皱襞，最后擦拭磨牙后区。擦拭期间要注意更换棉球或纱布。

有条件者应每年进行 1 次口腔洁治及预防性清洁术。预防性清洁术可与口腔健康教育、定期口腔检查及其他预防措施相结合。

四、义齿照护

1. 义齿佩戴的重要性

（1）维持牙齿齿列的完整。装义齿可避免邻接的牙齿向缺牙侧倾斜，维持牙齿之间的紧密关系以及其完整性；避免缺牙区对侧牙齿向缺隙伸长，扰乱上下颌的咬合关系。

（2）恢复咀嚼功能。恢复口腔中咬合力的平衡，使力量平均分散在牙齿及其支持组织上，避免由于某些牙齿负担过度而造成牙周病。

（3）恢复发音的完整。牙齿缺失易导致说话有“漏风”现象，发音不准确。

（4）恢复脸部的外形。可以重新恢复或改善唇部的丰满程度，重建脸部的外形，脸部外形美观可以进一步改善老年人的心理，重建老年人的信心。

2. 义齿的使用与清洁

（1）初戴义齿可能会有异物感、恶心、发音不清等症状，一般一周后即可消除。不要用前牙咬切食物，应将食物在口外形成小块后放入口内，用两侧牙齿同时咀嚼以防义齿脱位。

（2）建议夜间停止佩戴义齿，缓解口腔软组织压力。

（3）用水、牙刷、牙膏清洁义齿，最好是软毛牙刷和细颗粒牙膏，防止对基托组织面造成破坏，人工牙之间、唇基托内表面是重点清洁区域，按照咬合面、牙间隙、舌腭面、唇颊面、组织面有序清理。睡前可将刷洗过的义齿浸泡在冷水杯中，切勿用开水或药液浸泡。

（4）根据经济条件选用清洁片浸泡义齿，佩戴前用清水冲洗，同时使用漱口液清洁口腔，预防义齿性口炎，保护口腔软硬组织的健康。

（5）老年人应遵医嘱定期复诊检查义齿，反馈适合性及使用情况，第一时间发现并处理因义齿佩戴出现的问题。如有疼痛等症状，应及时复诊，切勿自行调整，并于就诊前 2～3 h 戴在口中，以便医生通过黏膜上的压迹进行诊断。

技能要求

协助老年人漱口

操作准备

1. 物品准备：毛巾、弯盘、水杯、漱口液。

2. 照护人员准备：着装整洁，洗净双手，必要时佩戴口罩。

操作步骤

步骤 1 沟通

向老年人解释，以取得配合。

步骤 2 摆放体位

（1）协助老年人取侧卧位，抬高头胸部；或半坐卧位，头面部侧向照护人员。

（2）将毛巾铺在老年人颌下及胸前部位，避免水打湿枕巾、被褥，将弯盘置于老年人口角旁。

步骤 3 协助漱口

让老年人在漱口时将少量漱口液含入口内，紧闭嘴唇，上下唇稍微鼓起，使液体通过牙间隙区轻轻加压，然后鼓动两颊及唇部，使溶液能在口腔内充分地接触牙面、牙龈及黏膜表面，同时运动舌，使漱口水能自由地接触牙面与牙间隙区。利用水力反复多次冲洗滞留在口腔各处的碎屑和食物残渣，然后将漱口水吐出。

步骤 4 整理用物

整理床单，协助老年人取舒适体位。清理用物，放回原处。

注意事项

1. 漱口不能代替刷牙，使用含某些药物的漱口液虽能抑制菌斑的生长，但不能替代刷牙对菌斑的机械性清除作用，漱口只能作为日常口腔护理的辅助手段。

2. 漱口的效果与漱口液用量（通常一次为 5～10 mL）、含漱力量、鼓漱的次数有关。一般应含入适量的漱口液，才能有效地清除口腔内的食物残渣或异物。

协助老年人刷牙

操作准备

1. 物品准备：牙刷、牙膏、水杯、毛巾、治疗巾、脸盆、温水，必要时准备润唇膏。

2. 照护人员准备：着装整洁，洗净双手，必要时佩戴口罩。

操作步骤

步骤 1　沟通

向老年人解释，以取得合作。

步骤 2　摆放体位

协助老年人取坐位，将治疗巾铺在老年人面前，放稳脸盆。

步骤 3　指导刷牙

在牙刷上挤好牙膏，水杯中盛温水 2/3 杯，递给老年人水杯以及牙刷，叮嘱老年人身体前倾，先饮一小口温水漱口，湿润口腔，再用巴氏刷牙法进行刷牙。还可用刷毛轻轻按摩牙龈，刷牙时间不少于 3 min。刷牙完毕，含温水再次漱口，用毛巾擦净老年人口角水迹。

步骤 4　整理用物

撤去用物，根据老年人需要保持坐位或变换其他体位，必要时涂擦润唇膏。

为老年人清洁口腔

操作准备

1. 物品准备：口腔护理包（弯盘、治疗碗、弯止血钳、镊子、压舌板、棉球、治疗巾）、手电筒、温水、口腔外用药（按需准备，如液状石蜡），必要时备开口器。

2. 照护人员准备：着装整洁，洗净双手，必要时戴口罩、乳胶手套。

操作步骤

步骤 1　沟通与评估

向老年人解释，以取得合作。

步骤 2　摆放体位

协助老年人取侧卧位或平卧位；头偏向一侧，面向照护人员；将治疗巾铺在老年人颌下及胸前；将棉球放于治疗碗中用水浸湿；把弯盘置于老年人口角边。

步骤 3 检查口腔并协助漱口

若有义齿应取下，配合使用手电筒、压舌板，观察口腔黏膜有无充血、溃疡，如图 2–6 所示。确认口腔无异常，协助清醒老年人用温水漱口。

步骤 4 擦拭口腔

照护人员一手持镊子，另一手持弯止血钳，干净镊子在上，擦拭口腔的弯止血钳在下。镊子夹取浸湿的干净棉球，镊子与弯止血钳绞棉球至不滴水。依次擦拭对侧上下牙外侧面，由后向前直至门齿，纵向擦拭，同法擦拭近侧外侧面。嘱老年人张开上下齿，擦拭对侧上颌牙内侧面、上颌牙咬合面、下颌牙内侧面、下颌牙咬合面，擦拭对侧颊部，同法擦拭近侧。最后擦拭硬腭部及舌面、舌下。擦拭时可一手轻按老年人头部调整位置，另一手操作，如图 2–7 所示。

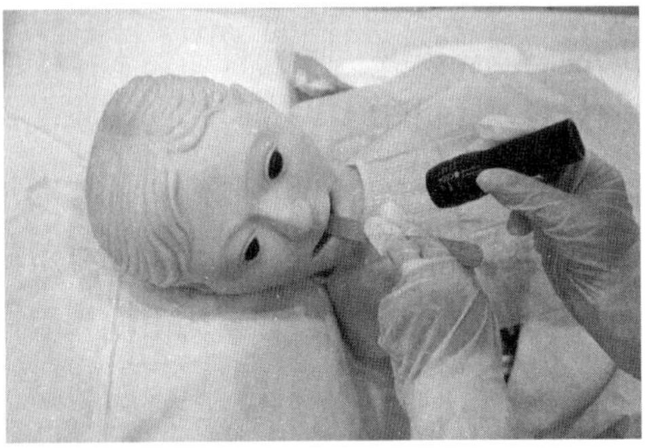

图 2–6 检查口腔

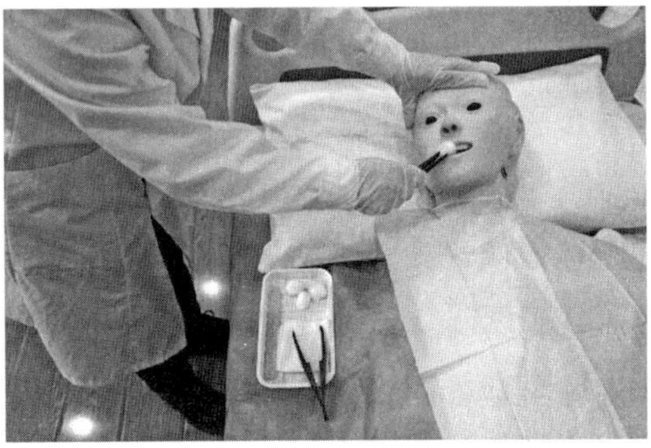

图 2–7 擦拭口腔

步骤 5 按摩牙龈

按摩牙龈有利于上皮角化并促进局部血液循环。按摩牙龈一般从根尖部的牙龈表面开始，向龈缘方向按摩，先垂直方向按摩 2 ~ 3 min，然后水平方向按摩 2 ~ 3 min。牙龈按摩须在洁牙、刮治及消除牙周病灶后进行。

步骤 6 整理

整理床单元，协助老年人取舒适体位。整理、撤除、消毒用物，后放回原处备用。

注意事项

1. 昏迷老年人禁漱口，以免呛咳或引起吸入性肺炎。
2. 每个棉球只擦一面，棉球以不滴水为宜。
3. 擦洗时动作轻柔。

为老年人摘取和佩戴义齿

操作准备

1. 物品准备：水杯、纱布。

2. 照护人员准备：着装整洁，洗净双手，必要时戴口罩、乳胶手套。

操作步骤

步骤 1 沟通

向老年人解释，以取得合作。

步骤 2 摆放体位

老年人取坐位或卧位。

步骤 3 摘取义齿

叮嘱老年人张口，照护人员手垫纱布轻轻拉动义齿基托将义齿取下。上下均为义齿时，先摘取上方，再摘取下方。上方义齿轻轻向外下方拉动，下方义齿轻轻向外上方拉动。

步骤 4 清洁、存放义齿

用流动水冲洗义齿后，放于盛装清洁冷水的水杯中保存，置于老年人床头桌上。

步骤 5 佩戴义齿

叮嘱老年人张口，照护人员手垫纱布轻轻推义齿基托将义齿戴上，叮嘱老年人轻轻咬合数次，使义齿与牙组织完全吻合。

步骤 6 整理用物

整理、撤除用物，整理床单，协助老年人取舒适体位。

注意事项

1 义齿不可在热水、酒精中浸泡保存。

2. 佩戴义齿的老年人不宜咀嚼过硬或过黏的食物。

3. 摘戴义齿不可用力过大，以免损伤牙龈，摘取困难时可轻推卡环。

4. 佩戴义齿时叮嘱老年人不要用力咬合，以防卡环变形或义齿折断。

为老年人清洁义齿

操作准备

1. 物品准备：水杯、牙刷、流动自来水、纱布、义齿清洗液 / 片。

2. 照护人员准备：着装整洁，洗净双手，必要时戴口罩、乳胶手套。

操作步骤

步骤 1 刷洗义齿

（1）在老年人饭后或睡前协助其取下义齿，放置于盛有清洁冷水的水杯中。

（2）打开水龙头，左手垫纱布捏住义齿，右手用牙刷刷洗义齿上的食物残屑并冲洗干净。

（3）用牙刷刷去义齿上的浮垢，直至清洁。

步骤 2 浸泡义齿

根据义齿清洁液 / 片的使用说明进行义齿浸泡。不使用义齿清洁液 / 片时，可直接在水杯中盛装清洁冷水，将义齿浸泡其中。

步骤 3 整理用物

整理用物，放回原处。

注意事项

1. 刷洗义齿的牙刷刷毛不可太过坚硬，以免损伤义齿表面。

2. 义齿的各个面均应刷洗干净。

学习单元 4

头发清洁照护

知识要求

一、保持乐观的心情

不良情绪对头发的影响很大。乐观的心态会促使人体分泌大量的有益激素，可以把人体各个系统的功能调至较好的状态，从而提高人体免疫功能，对头发也有一定的好处。

二、加强身体锻炼

老年人经常参加身体锻炼，能有效改善血液循环，增强体质。体质增强了，头发的健康也得到了有效保证。

三、多吃对头发有益的食品

1. 多吃有助于头发合成黑色素的食品，如菠菜、西红柿等。
2. 多吃有助于头发生长的食品，如大豆、花生、芝麻等。

3. 多吃富含头发所需维生素的食品，如胡萝卜、南瓜、鲜枣、卷心菜、草莓、柑橘等。

四、经常梳头

经常梳理头发，不但可以加快头发根部的血液循环，起到坚固发根的作用；还能起到提神醒脑、增强记忆力的作用。在各类梳子中，以竹制的密齿梳子为佳，牛角梳子和木梳子也可，不要使用塑料梳子。老年人可在每天早晨起床后和晚上睡觉前各梳头一次，每次梳 5 ~ 10 min。梳头时不可用力过大，更不可硬拉，用梳齿轻轻地接触头皮，以免损伤头部的毛囊或划伤皮肤。

五、经常进行头部按摩

老年人应经常对头部进行按摩。可在每天早晨起床后、午休前和晚上睡觉前，用十指（稍屈）的指尖和指腹自额上发际开始，由前向后经头顶至脑后发际按摩头皮，每次按摩 10 ~ 15 min。然后再将两手向两边分开，按摩两鬓的皮肤，每次按摩 5 ~ 10 min。坚持按摩可以起到预防或减轻老年性脱发的作用。

六、尽量减少染发、烫发的次数

频繁染发、烫发有损发质，使头发变得粗糙，易断裂、易分叉。老年人应将染发、烫发分开进行，两者之间最好相隔 2 周以上。

技能要求

协助老年人梳头

操作准备

1. 物品准备：梳子、治疗巾、橡胶圈（必要时）、温水、垃圾桶。
2. 照护人员准备：着装整洁，洗净双手，必要时佩戴口罩。

操作步骤

步骤 1 沟通

向老年人解释梳头的目的、方法、配合要点及注意事项。

步骤 2 协助摆放体位

能自理的老年人取坐位，双下肢乏力或者残疾的老年人取半坐卧位，完全不能自理的老年人取卧位。

步骤 3 梳头

将头发分为几股，一手握住一股头发，一手持梳子，由发根梳向发梢。梳子尽量选择圆钝齿的木梳子，以免损伤头发。如发质较粗或为卷发，可选用齿间较宽的梳子。如遇头发打结，可用温水湿润打结处，再慢慢梳开。头发较长者可分段梳理，先梳理靠近发梢的一段，梳通后，再由发根梳理至发梢。

如为卧位老年人，应在梳理前将治疗巾铺于老年人肩头，将老年人的头偏向一侧，避免碎发和头屑掉落在枕头和被单上。梳理完毕一侧后，将头部转向另一侧梳理，转头时将老年人头抬起来转向。

步骤 4 整理用物

将掉落的头发清理至垃圾桶内，撤去治疗巾，协助老年人取舒适体位，洗手。

为老年人洗发

为老年人洗发一般包括坐位洗发和卧位洗发。坐位洗发时，协助老年人取坐位，颈肩围上毛巾，面前方凳上放置脸盆，叮嘱并协助老年人双手扶稳盆沿，低头闭眼，头部位于脸盆上方。本操作介绍卧位洗发的方法，坐位洗发的过程与卧位洗发类似。

操作准备

1. 物品准备：简易洗发器、污水桶、毛巾、棉球、杯子、洗发液、护发素、梳子、干发帽、水壶（内盛温水）、脸盆、吹风机、垃圾桶，如图 2–8 所示。

2. 照护人员准备：着装整洁，洗净双手，必要时佩戴口罩。

操作步骤

步骤 1 沟通与评估

向老年人解释洗发的目的、方法、注意事项和配合要点，并评估头发卫生情况。

步骤 2 摆放体位

（1）协助老年人取仰卧位，一手托起头部，另一手撤去枕头。

（2）放置简易洗发器，使老年人头颈枕于洗发器凹槽上，下方放污水桶。

（3）将老年人衣领松开向内折，将毛巾围于颈下，可用棉球塞好双耳。

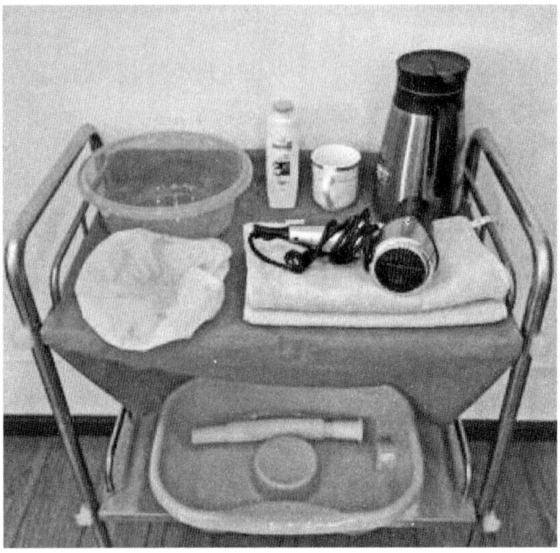

图 2-8 为老年人洗发的物品准备

步骤 3 协助洗发

（1）松开头发并梳通，将水壶里的温水倒入脸盆，一手持杯子将温水缓慢倾倒在头发上，另一手揉搓头发直至全部淋湿。在头发上涂抹洗发液，由发际至脑后部反复揉搓，同时用指腹轻轻按摩头皮。一手抬起头部，另一手洗净脑后部头发；用温水冲洗头发，直至干净。

（2）将护发素从发梢涂抹至头发的 2/3 处，用指腹轻轻揉搓 3 ~ 5 min，用温水将头发冲洗干净。

（3）取下颈部毛巾，擦去头发上的水，取下耳内棉球，用干发帽包裹头发。将掉落的头发、棉球等扔进垃圾桶。

（4）撤去简易洗发器，协助老年人卧床休息，枕上枕头。

（5）解下干发帽，用吹风机吹干头发，最后视情况用梳子将头发梳理整齐。

步骤 4 整理用物

倾倒污水，用物放回原处备用，洗手。

注意事项

1. 在为老年人洗发时，应运用人体力学原理，身体尽量靠近床边，保持良好姿势，避免劳累。

2. 洗发过程中，观察并询问老年人有无不适，以便及时调整操作方法。

3. 操作要轻快，减少老年人的不适和疲劳；防止水流入眼睛、耳内或打湿棉被。

4. 对于两次洗发间隔时间较长的高龄老年人，中间时间段可使用免冲洗洗发帽。

为老年人灭除头虱

操作准备

1. 物品准备：洗发用物、篦子（齿内嵌少许棉花）、梳子、灭虱药液、纱布、一次性帽子、纸巾、垃圾桶、污衣袋、吹风机、清洁衣裤。

2. 照护人员准备：着装整洁，洗净双手，必要时戴口罩、乳胶手套。

操作步骤

步骤 1 沟通

评估老年人的头虱情况，并向其解释灭头虱的目的、方法、注意事项及配合要点。

步骤 2 涂擦药液

按洗发法做好准备，将头发分成若干小股，用纱布蘸灭虱药液，按顺序擦遍头发，并反复揉搓约 10 min，使全部头发湿透。戴一次性帽子包住头发。

步骤 3 清洁消毒

（1）适时（可按灭虱药液使用说明书）取下一次性帽子，用篦子篦去死虱，将死虱用纸巾包裹后扔进垃圾桶。

（2）清洁头发，梳通后用吹风机吹干。

（3）灭虱完毕后协助老年人更换衣裤被服，将污衣裤被服放入污衣袋内，扎好袋口，待灭菌消毒。

步骤 4 整理

清理用物，将梳子和篦子消毒后用刷子洗净，晾干备用。

注意事项

1. 操作中应注意防止药液溅到面部和溅入眼睑。

2. 用药后应注意老年人局部及全身反应情况，操作过程中注意保护自己免受污染。

3. 指导老年人在日常生活中避免与有虱的人接触，如本身有虱子，其用物应单独使用，并经常洗发。嘱其注意自身用物的清洁消毒，做好个人卫生。

学习单元 5

身体清洁照护

技能要求

协助老年人清洁面部和四肢

操作准备

1. 物品准备：脸盆、洗脚盆（内有洗脚毛巾）、小方巾、毛巾（2 条）、洗面奶、香皂、保湿面霜、润肤油、水壶（内盛温水）。

2. 照护人员准备：着装整洁，洗净双手，必要时戴口罩、乳胶手套。

操作步骤

步骤 1 沟通

携带用物至老年人床旁，将脸盆放在床旁椅子上。向老年人解释准备洗漱，以取得合作。老年人取坐位或卧位。

步骤 2 协助洗脸

将毛巾围在老年人胸前，一手扶住老年人肩部，另一手用清水将老年人面部打湿并涂擦洗面奶，反复多次用清水将老年人面部洗面奶洗净，取小方巾擦干面部，涂抹保湿面霜。

步骤 3　协助洗四肢

（1）牵拉老年人一只手臂于水盆上，用水打湿，涂擦香皂，反复多次用水将老年人手臂皂液洗净并擦干。同法清洗并擦干另一只手臂。

（2）在洗脚盆内倒入适量温水，移至老年人足部，清洗并擦干老年人双足，方法同上。

（3）视情况为老年人四肢涂擦润肤油。

步骤 4　整理

倾倒污水，抖落毛巾上的头屑及脱落的头发；分别清洗小方巾和毛巾，晾干备用。

注意事项

1. 水温不可过热，以防烫伤。
2. 水盆摆放平稳，避免打湿被褥和衣物。
3. 不同身体部位的清洁应使用不同的毛巾，洗脚的水盆、毛巾应专用。

为老年人修剪指（趾）甲

操作准备

1. 物品准备：水盆（内盛温水）、指甲刀、指甲锉、纸巾、毛巾、垃圾桶。
2. 照护人员准备：着装整洁，洗净双手，必要时戴口罩、乳胶手套。

操作步骤

步骤 1　沟通

向老年人解释，以取得合作。

步骤 2　修剪指（趾）甲

（1）将手（或足）泡在温水中约 5 min，软化指（趾）甲。

（2）用毛巾擦干双手（或双足），在老年人手（或足）下铺垫纸巾。

（3）照护人员一手握住老年人一只手（或足）的手指（脚趾），另一只手持指甲刀（弧形），修剪指（趾）甲长度与指（趾）端平齐或略超出指（趾）端。逐一修剪，手指甲圆剪，脚指甲平剪。

步骤 3　锉平指（趾）甲边缘

用指甲锉逐一修理锉平指（趾）甲边缘毛刺，使指（趾）甲边缘光滑。

步骤 4　整理

用纸巾包裹指（趾）甲碎屑并丢入垃圾桶内，整理用物，放回原处。

协助老年人淋浴

操作准备

1. 环境准备：浴室温度调节为 24～26 ℃，关闭门窗，放好洗澡椅，地面放置防滑垫。

2. 物品准备：毛巾、小方巾、浴巾、沐浴液、洗发液、洗面奶、防滑垫、防滑拖鞋、清洁衣裤、污衣袋、洗澡椅、水盆（内有洗脚毛巾）、梳子、吹风机。

3. 照护人员准备：更换短袖上衣、短裤，洗净双手。

操作步骤

步骤 1 沟通

叮嘱老年人穿着防滑拖鞋，以防老年人滑倒。向老年人解释，取得老年人的配合。

步骤 2 协助脱衣

（1）调节水温，先开冷水开关，再开热水开关，以 40 ℃左右为宜（伸手触水，温热不烫手）。

（2）协助老年人脱去衣裤（一侧肢体活动障碍者，应先脱健侧，再脱患侧），搀扶老年人在洗澡椅上坐稳，叮嘱老年人双手握住洗澡椅扶手。

（3）将脱下的衣裤放至污衣袋。

步骤 3 清洗

（1）适应水温。用一条毛巾盖住老年人下身，将老年人双脚放入水盆中。先冲洗老年人双脚，让其感受水温是否合适，之后逐渐向上淋湿老年人全身，使其适应水温。

（2）清洗身体。手持花洒淋湿老年人身体，由上至下涂抹沐浴液，涂擦颈部、耳后、胸腹部、双上肢、背部、双下肢，然后擦洗会阴及臀下，用专用毛巾清洗双足，轻轻揉搓全身肌肤。

（3）洗发。叮嘱老年人身体紧靠椅背，头向后仰，手持花洒淋湿其头发，为其涂擦洗发液，双手指腹揉搓头发、按摩头皮（力量适中，揉搓方向由发际向头顶）。同时观察并询问老年人有无不适，再用花洒将洗发液全部冲洗干净，用毛巾将头发擦至不滴水。

（4）洗脸。照护人员冲净双手，取少量洗面奶为老年人清洁面部，再用花洒将面部及全身沐浴液冲洗干净，用小方巾擦干面部。

步骤 4 擦干更衣

用毛巾迅速擦干老年人的身体后，用浴巾将其包裹。让老年人坐在浴室座椅上，用吹风机为其吹干头发。协助老年人更换清洁衣裤（一侧肢体活动障碍者，应先穿患侧，再穿健侧），搀扶（或用轮椅运送）老年人回卧室休息。

步骤 5　整理

照护人员将用物放回原处，开窗通风，擦干浴室地面。

注意事项

1. 老年人身体状况较好、要求单独洗浴时，浴室不要锁门，可在门外把手上悬挂示意标牌。照护人员应在门外时时询问老年人是否需要帮助。

2. 老年人淋浴时间不可过长，水温不可过高，以免发生头晕等不适。

3. 淋浴应安排在老年人进食 1 h 后，以免影响消化吸收。

4. 淋浴过程中，老年人如有不适，应迅速结束操作，并告知医护人员。

协助老年人盆浴

操作准备

1. 环境准备：浴室温度调节为 24 ~ 26 ℃，浴盆中放水至 1/3 ~ 1/2，水温约 40 ℃（手伸进水中，温热不烫手），浴盆内放置防滑垫；关闭门窗，地面放置防滑垫。

2. 物品准备：浴盆（内有防滑垫）、小方巾、毛巾、浴巾、沐浴液、洗发液、洗面奶、防滑垫、防滑拖鞋、清洁衣裤、污衣袋、座椅、梳子、吹风机。

3. 照护人员准备：更换短袖上衣、短裤，洗净双手。

操作步骤

步骤 1　沟通

评估老年人身体状况、疾病情况，以确认其适宜盆浴。征得老年人同意后，备齐用物。搀扶（或用轮椅运送）老年人穿着防滑拖鞋进入浴室。

步骤 2　脱衣洗浴

（1）脱衣。协助老年人脱去衣裤（一侧肢体活动障碍者，应先脱健侧，再脱患侧），搀扶老年人进入浴盆，叮嘱老年人双手握住扶手或盆沿坐稳。将脱下的衣裤放至污衣袋。

（2）洗发。叮嘱老年人头稍后仰，手持花洒淋湿头发，为老年人涂擦洗发液，双手指腹揉搓头发、按摩头皮（力量适中，揉搓方向由发际向头顶部）。同时观察并询问老年人有无不适，再用花洒将洗发液全部冲洗干净，用毛巾将头发擦至不滴水。

（3）洗身体及面部。浸泡身体后放掉浴盆中的水，由上至下涂抹沐浴液，涂擦颈部、耳后、胸腹部、双上肢、背部、双下肢，然后擦洗会阴及臀下、双足。轻轻揉搓肌肤后，照护人员冲净双手，取少量洗面奶为老年人清洁面部，再用花洒将面部及全身沐浴液冲洗干净。

步骤 3 擦干更衣

用小方巾擦干老年人面部，用毛巾迅速擦干老年人身体后，用浴巾将其包裹，协助老年人出浴盆。让老年人坐在浴室座椅上，用吹风机为其吹干头发。协助老年人更换清洁衣裤（一侧肢体活动障碍者，应先穿患侧，再穿健侧），搀扶（或用轮椅运送）老年人回卧室休息。

步骤 4 整理

照护人员将用物放回原处，开窗通风。刷洗浴盆，擦干浴室地面。

注意事项

1. 浴盆内应放置防滑垫，以防老年人滑倒。
2. 老年人盆浴时间不可过长，水温不可过高，水量不可过多，以免引起不适。
3. 协助老年人盆浴时，随时询问和观察老年人的反应，如有不适，应迅速结束操作，并告知医护人员。

为老年人床上擦浴

操作准备

1. 环境准备：温湿度适宜，光线适宜，必要时用屏风遮挡。
2. 物品准备：浴巾、小方巾、毛巾（3 条）、水盆（3 个）、热水壶、污水桶、清洁衣裤、污衣袋、沐浴液或香皂，必要时准备尿垫和纸尿裤。
3. 照护人员准备：着装整洁，修剪指甲，必要时戴口罩、乳胶手套。

操作步骤

步骤 1 沟通与评估

评估老年人身体状况、疾病情况，判断是否适宜床上擦浴。若老年人神志清楚，应征得其同意，以取得配合。备齐用物携至床旁（多人同住一室时，用屏风遮挡）。协助老年人脱去上衣，用浴巾盖住身体，注意做好保暖。将脱下的衣物放至污衣袋。

步骤 2 擦浴

（1）头面部。照护人员把小方巾蘸湿后卷在手上，按照眼睛（由内眼角至外眼角）—前额（以中间为界，沿发迹由内至外）—面颊—鼻子（由上至下）—唇—下巴—耳朵—颈部的顺序擦拭，以同样的顺序和方法用清水擦拭第二遍。

（2）胸腹部。将浴巾下拉，露出老年人的胸腹部，先放射状擦肩，再从腕关节往上擦手臂，先对侧后近侧，分别用香皂水（沐浴液水）及清水擦拭一遍，注意把香皂水或沐浴液水擦干净。然后把老年人的双手放在水中浸泡清洗。胸部上方的部分用放射性的手法擦拭，胸部从左至右擦拭，腹部以肚脐为中心螺旋式擦拭。

（3）背部。协助老年人翻身，尽量不要使老年人的身体靠在床的边缘上，用浴巾盖住老年人的背部，从肩部开始往下擦至背的中间位置，上半部分擦完后，再从尾椎骨的底端开始往上擦至中间位置，从臀部的最顶点开始以按摩的方式擦，或是以外“八”字的方式由里向外擦，分别用香皂水（沐浴液水）及清水擦拭，如图 2-9 所示。

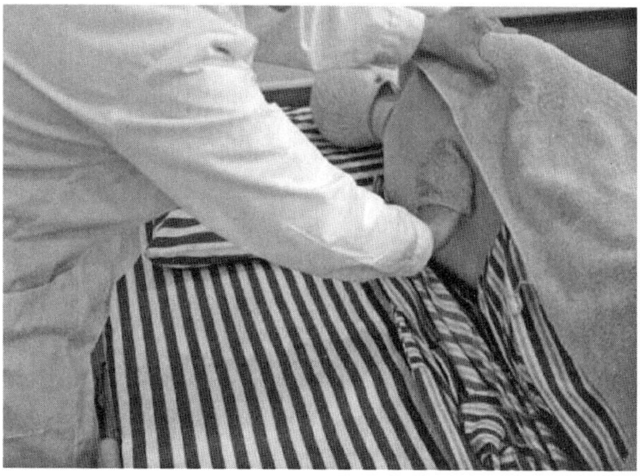

图 2-9　擦拭背部

（4）双下肢及双足。更换水盆、清水和毛巾。在老年人隐私部位盖上另一条浴巾，脱掉裤子（放至污衣袋），从踝关节处往上擦。先对侧后近侧，分别用香皂水（沐浴液水）及清水擦拭，把老年人的双脚放置在清水中浸泡清洗，然后擦干，帮老年人穿上干净的裤子，裤子提至膝关节处。

（5）会阴部。更换水盆、清水和毛巾，为老年人擦拭会阴部。擦拭时一般从前至后、由外至里，依次擦拭尿道口、阴道口、肛门等部位，也可以用棉签蘸水后擦拭局部。为失禁老年人擦拭会阴部时应垫好尿垫，并在擦拭后及时为其穿上纸尿裤。

步骤 3　协助穿衣

协助老年人穿衣，取舒适体位，盖上被子，撤掉浴巾。

步骤 4　整理

将用物放回原处；刷洗水盆；清洗小方巾和毛巾，晾干备用；擦干地面水渍。

注意事项

1. 擦浴过程中，动作要轻稳，老年人身体暴露部位要及时遮盖，以防着凉。

2. 及时更换温水，注意调节水温。擦洗过程中，观察老年人反应，如出现寒战、面色苍白等情况，要立即停止擦浴并进行保暖，必要时通知医护人员。

3. 清洗足部、会阴部应使用不同的水盆和毛巾，注意专盆专巾专用。

为老年女性清洁会阴

操作准备

1. 环境准备：关闭门窗，必要时用屏风遮挡。

2. 物品准备：冲洗壶（内盛温水）、专用毛巾、尿垫、浴巾、便盆、纸尿裤。

3. 照护人员准备：着装整洁，修剪指甲，戴口罩、乳胶手套。

操作步骤

步骤 1　沟通

向老年人解释会阴冲洗的目的及方法，以取得配合。

步骤 2　摆放体位

掀开老年人近侧盖被下端，在其臀下尿垫上放置便盆，协助其取仰卧屈膝位。寒冷时盖被遮盖远侧肢体，浴巾遮盖近侧肢体。

步骤 3　冲洗、擦干会阴

（1）一手持冲洗壶，另一手拿毛巾，边冲边擦洗会阴部。一般按以下顺序进行擦洗：阴阜—尿道口—对侧小阴唇—近侧小阴唇—对侧大阴唇—近侧大阴唇—对侧大腿内侧上 1/3—近侧大腿内侧上 1/3—会阴伤口或导管—肛门，擦洗 2 遍。

（2）撤去便盆，用毛巾擦干会阴部并检查会阴部皮肤状况。

步骤 4　整理

为老年人穿上纸尿裤，更换尿垫，撤下浴巾，为老年人盖好被子。整理床单元，倾倒便盆，刷洗消毒备用。用物放回原处。

注意事项

1. 便盆不可硬塞于老年人臀下，以免挫伤骶尾部皮肤。

2. 冲洗时缓慢倒水，避免打湿被褥。

3. 擦拭的毛巾应专用。

为老年男性剃须

操作准备

1. 物品准备：电动剃须刀、干毛巾、小方巾、保湿面霜、脸盆（内盛温水）、扫把、簸箕、垃圾桶。

2. 照护人员准备：着装整洁，洗净双手，必要时佩戴口罩。

操作步骤

步骤 1 沟通

向老年人解释，以取得合作。

步骤 2 软化胡须

检查老年人胡须处皮肤情况，并协助老年人取舒适体位。将干毛巾围在老年人胸前，小方巾用温水打湿、拧干后，敷在老年人面部约 5 min，软化胡须，打开皮肤毛孔。

步骤 3 剃须

（1）照护人员一手绷紧老年人的皮肤，一手打开电动剃须刀开关，顺着毛发生长的方向剃须。剃须时应该先从鬓角、脸颊、颈部剃起，最后剃下颌。

（2）剃须完毕，用温毛巾擦拭剃须部位。

（3）检查是否刮净，有无遗漏部位。

（4）涂擦保湿面霜。

步骤 4 整理

撤除围在胸前的干毛巾，协助老年人取舒适体位。用物放回原处，清洗小方巾和毛巾，晾干备用。操作结束，照护人员整理用物并清扫场地，将胡须碎屑倒入垃圾桶。

注意事项

剃须时要绷紧皮肤，以免刮伤皮肤。

思考题

1. 简述居室清洁照护的要点。
2. 简述更换衣裤照护的方法。
3. 简述口腔清洁照护的方法。
4. 简述头发清洁照护的方法。
5. 简述身体清洁照护的方法。

培训任务 3

睡眠照护

学习单元 1

睡眠环境布置与卧床体位选择

知识要求

一、布置舒适的睡眠环境

睡眠环境对老年人的睡眠有重要的影响，声光刺激、温度变化、床铺被褥质地都可能对老年人的睡眠产生影响。布置舒适的睡眠环境时，一般应注意以下几点。

1. 适宜的温度与湿度

老年人的卧室应该尽量为阳卧，以使房间内温度和湿度适宜。如果使用空调、暖炉，应该考虑卧室湿度的维持，并辅以空气净化器改善室内空气质量。

2. 避免噪声

维持安静的环境是睡眠的必要条件。老年人的卧室需要避开临街位置，卫生间下水道需要用隔音棉包裹，门窗需要保持润滑并及时检修，避免开合时产生噪声，床、沙发、椅凳等物品也需要固定妥当，避免在使用时发出噪声。必要时且在老年人能够接受的条件下，可以使用耳塞等辅助品。照护人员在查看老年人睡眠时应该尽量避免发出噪声。

3. 适宜的光线与色彩

老年人房间日间要有充足的采光；夜间灯光设置应该柔和、合理，避免过于黑暗或炫目，必要时可以在卧室设置小夜灯。相对夜晚的黑暗助眠，清晨的光照有助于清醒，但是如果清晨的光线过于刺眼，则应该加装遮光窗帘，避免因夏天天亮得早、阳光过于强烈而早醒。房间、家具、被褥色彩可以选择老年人喜欢的颜色，也可以选择暖色系或中性色系，如米黄、灰色等。

4. 合理摆放物品

卧室物品的位置应该相对固定，门口不设门槛，地面不放置不必要的装饰物（如地毯等），地板应尽量防滑，如有杂物应该及时清理，以避免老年人绊倒。床的摆放应该尽量避免直对门窗，避免老年人在休息时遭受风寒。

5. 不要放置绿植

人们往往认为在卧室放置绿植可以增加房间内的生气，还可以通过光合作用增加房间内的氧气含量。但实际情况是，绿植在夜间并不会发生光合作用，不会吸收二氧化碳产生氧气，恰恰相反，绿植在夜间会和人争夺氧气。因此不主张在卧室摆放绿植，如果老年人坚持摆放，最好在夜间将绿植挪出卧室。

二、老年人常见睡眠体位

1. 睡眠体位的类别

在老年人的日常生活中，常涉及的体位包括仰卧位、侧卧位、端坐位。俯卧位在临床医疗中有特殊需求时才采用，在日常生活中并不推荐。

（1）仰卧位。仰卧位是指老年人仰面向上的卧位，身体与床的角度不限。如身体与床铺成 180°，则称为平卧位；上半身被抬高 30° ~ 50°，则称为半坐卧位。

（2）侧卧位。侧卧位是指老年人身体向左或向右一侧转向的卧位。

（3）端坐位。端坐位是指老年人坐起，身体稍向前倾的坐位。通常床上放一小桌，桌上有软枕方便老年人伏桌休息，如果床铺为摇床，则床头摇高 70° ~ 80°，或普通床铺上放置靠背架，以使老年人可以向后靠着休息。

2. 睡眠体位的选择

平卧位有利于周身血液循环，有利于身体和精神的最大放松。但是需要提醒老年人注意的是，睡觉时双手尽量不要放在胸前，以免影响呼吸以及引发噩梦。有肺心病等基础疾病的老年人在平卧位时可能会加重病情，不仅影响睡眠，甚至加剧症状，严重者可能会危及生命，因此需要调整为半坐卧位。建议有下肢水肿问题的老年人在睡眠时垫高足部，以利于血液回流，减轻下肢水肿症状。

如果老年人有呼吸暂停，则应采取侧卧位，以减少呼吸暂停次数的发生。因人体的心脏在左侧，推荐采用右侧卧位，以避免压迫心脏。

如果老年人有较多痰液，或因失能而不能自主调整体位，则建议在睡眠过程中改变睡眠姿势，方便痰液排出，避免坠积性肺炎的发生。失能老年人则需要至少 2 h 翻身一次，避免压疮的产生。

技能要求

为老年人布置适宜睡眠的居室环境

操作步骤

步骤 1　沟通

（1）做好沟通工作，告知老年人休息时间已到，应停止娱乐活动，关闭影音设备。

（2）提醒老年人排便、洗漱。

（3）查看房间温湿度是否合适，如不合适则需要开启空调、取暖器、加湿器等进行调整。

步骤 2　布置环境

（1）根据气候和老年人习惯，准备好被褥等床上物品。

（2）检查床铺表面有无碎屑，检查地面是否有杂物，按压床铺检查是否有异物，检查被褥、枕头是否蓬松，如不合适则予以更换、调整。

（3）确认窗户已关闭，拉上窗帘。

步骤 3　协助入睡

协助老年人上床，询问老年人是否需要帮助，满足其合理要求后为其盖好被子。如床为多功能护理床，需要调整床铺高度和卧位角度。

步骤 4　整理

如果床有栏杆，拉起栏杆，关灯，轻轻将门关上。

学习单元 2

睡眠记录

知识要求

一、良好睡眠的标准

1. 短暂的入睡等待时间

从准备睡觉到入睡之间的时间尽可能短。一般来说，入睡等待时间不超过 30 min 为正常，超过此时间则为入睡困难。

2. 合理的睡眠时长

老年人一天的睡眠时间一般为 5 ~ 7 h，建议睡眠时间从 22 时 30 分至次日早晨 5 时 30 分，这样符合人体“子时而息，日出而起”的生物钟规律。日间可以有短暂睡眠（0.5 ~ 1 h），但是应避免频繁而短暂的打盹、日夜睡眠颠倒等情况。

3. 良好的睡眠状态

良好的睡眠状态包括：老年人夜间睡眠无频繁苏醒，如因上厕所或躯体不适而导致苏醒但醒后能够再次快速入睡；没有持续多日出现 30 min 以上的早醒；夜间睡眠无做梦，或做梦但是不影响睡眠；老年人能够通过睡眠获得充分休息，精力、体力能够得到良好恢复；等等。

4. 良好的日间功能

老年人日间的情绪不因睡眠不佳而受到影响，精力充沛，日间活动符合自身年龄和身体状况，没有因睡眠差而引起躯体不适，与他人交往与日常无异。

二、医学对非躯体疾病引起的睡眠障碍的定义

1. 主诉对睡眠数量或质量不满意，伴有以下症状中的至少一项：入睡困难（入睡等待时间长于 30 min）；睡眠维持困难，频繁觉醒或醒后再次入睡困难；早醒且不能再次入睡（较以往早 30 min 以上）。

2. 由于睡眠障碍引起痛苦，导致日常生活受到影响。

3. 每周至少出现 3 次睡眠困难，且持续至少 3 个月。

4. 尽管有充足的睡眠机会，但仍出现睡眠困难。

5. 过分担心睡眠障碍的不良后果。

老年人普遍存在不同形式的睡眠障碍，主要表现为入睡困难、早醒、睡眠质量低下等。照护人员在发现老年人表现或诉说有睡眠方面的问题时，应该对照上述 5 条内容进行判断，如果考虑存在睡眠障碍，则应建议老年人及时到神经内科或精神科就诊，在专业人员的指导下进行相应的照护工作。

三、非典型的睡眠障碍表现及应对方式

1. 主观性失眠

（1）表现。老年人对于睡眠状态感知不良，虽然诉说失眠或白天过度思睡，但是并无睡眠紊乱的客观证据。主观性失眠可见于任何年龄段，主要表现为诉说睡眠差，夸大入睡困难程度，低估睡眠维持时间，虽然经他人提醒甚至完善相关检查，但是患者仍不承认自己实际上已经入睡的事实。中老年妇女为主观性失眠高发人群。

（2）应对方式。目前尚无良好的药物治疗手段，行为疗法和认知疗法更有效果。主要方法是改变老年人对睡眠的认知，即引导老年人认识到自己已经入睡的事实。首先应该要求老年人减少日间睡眠时间，最好白天不要睡觉，以增加老年人夜间的疲惫感。其次可以在夜间老年人入睡后用亮光短暂地照射老年人，如果老年人惊醒，则说明老年人确实存在睡眠问题，需要请专业医护人员进一步处理；如果未惊醒，则可在次日询问老年人是否知情，如果不知情则可作为证据引导老年人形成正确的认知。也

可以在老年人床头放置纸、笔、钟表，要求老年人在中途“醒来”后在纸上标注醒来的时间。如果次日纸上有老年人自己写下的文字，则可考虑老年人确实存在睡眠问题；如果没有，则可以此为依据引导老年人形成正确的认知。

2. 睡眠呼吸暂停综合征

（1）表现。每晚睡眠中呼吸暂停反复发作 30 次以上，可以分为阻塞性、中枢性、混合性 3 种，其中以阻塞性睡眠呼吸暂停综合征最常见，多数因为鼻咽部结构异常导致呼吸道口径缩小所致。常见的因素有鼻咽部疾病、扁桃体肥大、颜面部发育异常、肥胖、上呼吸道感染、糖尿病、神经系统疾病、服用安眠药物或其他某些能够抑制呼吸的药物等。本病在各个年龄段均可见到，其中超重老年人为高发人群。

典型的表现为响亮的鼾声或简短的喘气与持续 20 ~ 30 s 的呼吸暂停期交替出现，鼾声通常会严重影响同住人的睡眠，有些人甚至可能听到自己的鼾声，可能因为窒息、憋气感而惊醒，醒后呼吸恢复正常，随后再次入睡，整个晚上可能多次惊醒。此病因症状并不明显，且是一个慢性的、循序渐进的过程而容易被人忽视，但实际上，此病危害巨大。老年人因夜间呼吸不畅而导致慢性缺氧，大脑得不到充分的休息，病程长者日间功能下降，记忆力减退，注意力不集中，常感胸闷、窒息、白天嗜睡、精力减退等，心脑等多个脏器因长期缺氧而发生病变，功能减退，严重者可能发生猝死。

（2）应对方式。建议家属带老年人到呼吸科、五官科、神经内科、精神科就诊，查明原因，有条件的进行手术治疗。因超重老年人普遍存在该病，故可引导老年人合理膳食、运动，控制体重。多观察老年人的睡眠状态和睡眠体位，优先选择右侧卧位，如老年人频繁仰卧，则可考虑在腰背部放置枕头、被褥等物品阻挡其翻身，以延长侧卧时间。如果老年人佩戴家用呼吸机，则睡姿无须特别调整，但需要关注呼吸机的运行是否正常。

3. 不安腿综合征

（1）表现。在静息状态下出现难以描述的肢体不适感，双下肢最常见，不适感迫使肢体发生不自主运动，故名不安腿综合征。普通人群发病率约为 10%，在老年人群中更为常见。肢体不适感常表现为虫爬、蠕动、拉扯、刺痛、震颤、发痒、沉重、抽搐、憋胀、麻木等。多种躯体疾病可能导致该病，该病常常导致老年人夜间睡眠变差、入睡困难、易醒，甚至彻夜不眠。

（2）应对方式。有相关药物可以起到一定的治疗作用。非药物治疗手段包括：在入睡前洗热水浴，尽量少饮用咖啡、酒精、浓茶等易兴奋饮料，戒烟。

4. 睡眠黑白颠倒

（1）表现。老年人昼夜睡眠规律紊乱，白天睡眠多，夜间入睡困难、精神亢奋。

（2）应对方式。形成固定的睡眠、起床时间，不补觉，打破恶性循环；养成不午睡的习惯；不赖床，白天不要上床，不要在床上做与睡眠无关的事情（如看手机、看电影、看书等）；白天适量运动，但是要避免睡前运动；睡前不进食、喝水，减少夜间起床次数；傍晚至入睡前避免饮用浓茶、咖啡、酒精等易兴奋饮料。

5. 睡眠行为障碍

（1）表现。通俗的说法为“梦游”，老年人在睡梦中会有说梦话、唱歌，甚至出现下床行走等相对复杂的动作，严重者会有攻击他人的行为，苏醒后不能完全回忆。

（2）应对方式。需要防跌倒、防坠床、防攻击，及时记录并报告家属或医护人员。

6. 日落综合征

（1）表现。由于老年人大脑功能退化，如果再长时间局限在相对狭小的环境中，缺乏外界环境的刺激（如阳光照射），当日落时分光线变得晦暗，老年人可能出现躁动不安、意识混乱的现象，被称为日落综合征。有此综合征的老年人的意识混乱可能会一直持续到深夜，甚至有漫无目的地四处游荡、不合时宜地喊叫、打砸东西等行为紊乱的情况，但是到了白天又出现瞌睡甚至过度睡眠的情况。

（2）应对方式。如果老年人发生日落综合征，则应尽快告知其家属或医护人员，同时防止老年人在躁动不安时发生跌倒、坠床等意外。照护人员需要做的是限制老年人的日间睡眠，白天尽量带老年人到户外活动；维持夜间睡眠环境稳定，不要随便变换睡眠场所，卧室灯光应该尽量柔和。

7. 嗜睡

（1）表现。嗜睡与失眠恰好相反，表现为睡眠过多，通过外界的刺激（推搡、呼喊等），老年人可以苏醒，可以回答简单的问题，但是很快会再次入睡。

（2）应对方式。与失眠比较，嗜睡更应该引起足够的重视。老年人的体质随着年龄增长而逐渐变差，微小疾病（如感冒）都可能引起老年人体力过度消耗，进而引发嗜睡，其他更严重的疾病更是如此。因此如果老年人出现嗜睡情况，应该告知其家属或医护人员，确定嗜睡的原因，及早发现潜在风险。

四、照护有睡眠障碍的老年人入睡

照护人员与老年人交谈，了解老年人近期的睡眠状况、睡眠习惯、睡眠障碍的具体表现，确定引起睡眠障碍的诱因，采取不同的照护方式。

1. 控制睡前饮食

老年人食用晚餐时，不宜吃得过饱，中医上讲“胃不和则卧不安”，晚餐应该尽量选择温度适宜、软硬适中、有利于消化的食物，如蔬菜、牛奶、粥等，牛奶、小米粥、薏米粥通常被认为有利于睡眠。餐后可少量食用水果、酸奶等，适量饮水，避免因小便过多而影响夜间睡眠，尽量避免饮用可能导致人兴奋的饮料，如咖啡、茶、功能饮料、酒精等，以免影响睡眠。

2. 营造良好睡眠环境

睡前 1 h 应停止不必要的运动锻炼、影音娱乐，减少声光刺激，平复心情，尽早洗漱完毕，可以选择用热水泡脚，促进肢体血液循环。冬天卧室在夜间应避免开窗，通风应在白天进行；如果有条件，被褥应该进行预热，避免寒热骤然交替影响睡眠。老年人夜间所需物品应放置在老年人床头触手可及且相对固定的位置，方便老年人取用。有起夜习惯的老年人床头应该设置小夜灯的开关，方便老年人使用。

3. 日间适当运动

老年人进行适当的运动可以强身健体，增强体质，也有利于夜间睡眠。一般来说，太极（太极拳、太极扇、太极剑）、八段锦、散步、广场舞、运动量不大且对抗程度不激烈的球类运动比较适合老年人。强度最好以微微出汗而不至于感到疲劳为宜，时长以 0.5 ~ 1 h 为宜。如果基础疾病较多，则应遵循医嘱进行运动。

4. 睡前心理调适

老年人的心理特点决定了老年人比年轻人更容易出现心理波动，外界应激对老年人的心理影响更大，老年人的睡眠也容易受到影响。老年人多数听力下降，且容易固执己见，照护人员在与其沟通时应耐心细致，充分考虑和照顾老年人的心理感受。观察老年人的情绪变化，多倾听，多与老年人耐心沟通，排解老年人的心理压力，理解老年人的想法，做好心理疏导工作，帮助老年人入睡。

5. 合理服用睡前药物

老年人多有基础疾病，病痛可能会影响老年人的睡眠，应注意及时服用睡前药物。

照护人员应该了解老年人的服药品种、时间，遵医嘱在合适的时间协助或督促老年人服药。与睡眠相关的药物应该在睡前 0.5 ~ 1 h 服用，服用后不宜进行与睡眠无关的事宜，如运动、洗漱等应该在服药前完成，以避免影响药物作用。另外，部分睡眠药物会导致肌肉松弛，如果老年人有夜间上厕所的习惯，可能会增加跌倒风险，因此照护人员应该陪同老年人夜间上厕所，防止意外。

6. 睡前按摩与热敷

睡前适度的按摩与热敷可使老年人放松身体和精神，以更好的状态入睡。

（1）足底按摩。老年人洗脚后仰卧于床，照护人员坐于老年人足部一侧，以适当力度按摩老年人足底。中医认为涌泉穴有安眠作用，按摩时应该多予按压。涌泉穴位为蜷足时足前部凹陷处，约足底第 2、3 跖趾缝纹头端与足跟连线的前 1/3 与后 2/3 交点上。

（2）揉腹与热敷。揉腹与热敷主要针对老年人腹部不适导致的睡眠障碍。老年人仰卧于床，照护人员坐于老年人右侧，双手放在老年人腹部，以适当力度绕脐揉腹，顺时针、逆时针各 150 次。如果没有缓解，可用热水袋取热水、用毛巾包裹后热敷老年人脐周。

技能要求

观察并记录老年人的异常睡眠

操作准备

物品准备：睡眠记录表、笔。

操作步骤

步骤 1　观察

照护人员按照既定护理级别巡视老年人睡眠情况，一般应 1 ~ 2 h 巡视一次。观察老年人睡眠状况，是否出现身体不适，盖被是否脱落等。如老年人有入睡困难或早醒情况，则应询问老年人有何需求，尽量满足其需求。如老年人有身体不适则及时进行救助。观察要点如下。

（1）每日睡眠总时长，如果有午睡或白天频繁而短暂的入睡也需要统计。

（2）每日就寝时间、从就寝到入睡的等待时间。

（3）个人睡眠习惯，包括老年人对睡眠环境的要求、睡眠体位的喜好、睡前习惯、是否需要药物协助等。

（4）睡眠深度，主要观察老年人睡眠过程中醒来的次数、原因、再次入睡所需时间。

（5）是否打鼾，如果有则需要观察打鼾响亮程度、是否打扰周围人、持续时间、是否存在呼吸暂停等。

（6）如果老年人存在异常睡眠，则需要观察异常睡眠的表现形式、持续时间。

（7）老年人若因睡眠障碍而服药，则需要观察服药效果，协助医护人员进行下一步的诊疗。

步骤 2 记录

根据夜间巡视结果填写“老年人睡眠记录表”（见表 3-1），记录老年人的睡眠情况，与老年人过去数天的睡眠状况进行对比，及时发现问题并予以解决。

表 3-1　老年人睡眠记录表

姓名：	年龄：	性别：	记录日期：
上床时间：		起床时间：	
分项	表现	说明	
入睡困难			
夜醒次数			
醒后再次入睡情况			
打鼾与呼吸暂停			
呼吸机运行状况			
白天睡眠情况			
老年人自评			
夜间特殊事件			
夜间服用药物			
其他			
总评			

注意事项

1. 查房时应避免产生噪声，走路要轻，动作要柔，关门要慢，观察要细。

2. 记录应笔迹清晰，内容完善，交接班时要交代清楚、务必准确，记录应妥善保存。

思考题

1. 简述为老年人布置适宜睡眠环境的方法。
2. 简述老年人不同体位的选择要点。
3. 简述良好睡眠的标准。
4. 简述非典型的睡眠障碍表现及应对方式。
5. 简述照护有睡眠障碍的老年人入睡的方法。

培训任务 4

饮食照护

学习单元 1

协助老年人进食

知识要求

一、老年人适宜的食物类别

1. 普通饮食

普通饮食简称普食，与健康人饮食相似，其中总热能、蛋白质、矿物质和微量元素、维生素、水分等应充分均匀地供给，以达到平衡饮食的要求。普通饮食适宜消化功能正常的健康老年人，或者病情较轻、疾病恢复期的老年人。

2. 软食

软食是指半流质的、含纤维素少、便于咀嚼、比普食容易消化的食品，其以软、烂为主，易于咀嚼消化，如软饭、面条，切碎煮烂的菜、肉等。软食适宜咀嚼或消化功能减退、术后恢复期的老年人。

3. 半流质饮食

半流质饮食是一种介于软食与流质饮食之间的食物，它含有足够的蛋白质和热能，纤维质的含量极少，比软食更容易咀嚼和消化。少食多餐无刺激性食物，如粥、蒸鸡蛋、肉末、豆腐、碎嫩菜叶等。主食定量，忌用油炸食物、粗纤维蔬菜和刺激性调味品。半流质饮食适宜发热、体弱、消化系统疾病、咀嚼不便或手术后的老年人。

4. 流质饮食

流质饮食是一种呈液体状态、比半流质饮食更易于吞咽和消化的食物，如奶类、豆饮类、米汤、稀藕粉、肉汁、菜汁、果汁等。此类饮食含热量及营养不足，只能短期使用。流质饮食适宜高热、口腔炎症、急性胃肠炎、食道狭窄、消化道出血、急性重症感染、胃肠手术后、急性心肌梗死的老年人。

二、老年人的进食体位

1. 概念

老年人进食体位是指根据老年人自理程度及病情，采取适宜的进食姿势。

2. 老年人进食体位摆放的目的

食物的色香味通过刺激人的视觉、嗅觉、味觉引发食欲。为老年人摆放适宜的进食体位，其目的是利于进食，增进老年人的食欲和进食量，增加老年人营养的摄入，提高机体抵抗力；同时可以避免不良体位引发呛咳、误吸、噎食、窒息等意外。

3. 老年人进食体位的类别

对能完全自理或上肢功能较好的老年人，尽量采取坐位进食。对病情危重或完全卧床的老年人，可采取半卧位或头偏向一侧的体位进食，一定要避免平卧位进食。

（1）轮椅坐位。轮椅坐位适用于下肢功能障碍或行走无力的老年人。轮椅与床具成 30° 夹角，固定轮子，抬起脚踏板。叮嘱老年人用双手环抱照护人员脖颈，照护人员双手环抱老年人的腰部或腋下，协助老年人坐起，双腿垂于床下，双脚踏稳地面，再用膝部抵住老年人的膝部，挺身带动老年人站立并旋转身体，使老年人坐在轮椅中间，后背贴紧椅背，将轮椅上的安全带系在老年人腰间。

（2）床上坐位。床上坐位适用于下肢功能障碍或行走无力的老年人。照护人员按上述环抱方法协助老年人在床上坐起，将靠垫或软枕垫于老年人后背及膝下，保证坐位稳定舒适。床上放置餐桌。

（3）半卧位。半卧位适用于完全不能自理的老年人。使用可摇式床具时，将老年人床头摇起，抬高至与床具成 30° ~ 45° 夹角。使用普通床具时，可使用棉被或靠垫支撑老年人背部使其上身抬起。在身体两侧及膝下垫软枕以保证体位稳定。

（4）侧卧位。侧卧位适用于完全不能自理的老年人。使用可摇式床具时，将老年人床头摇起，抬高至与床具成 30° 夹角。照护人员双手分别扶住老年人的肩部和髋部，使老年人面向照护人员侧卧，肩背部垫软枕或楔形垫。一般宜采用右侧卧位。

三、鼻饲

1. 鼻饲的概述

（1）定义。鼻饲法是将鼻饲管经一侧鼻腔插入胃内，从管内灌注流质饮食、水和药物的方法。

（2）目的。鼻饲是供给患者营养和热能，满足机体代谢需要，维持水电解质及酸碱平衡，促进患者康复和维持患者生命的主要方法之一。

（3）适用症。鼻饲适用于意识障碍而不能由口进食、因脑血管意外导致经口进食有困难、进食后出现严重呛咳等症状的老年人，也适用于其他原因引起进食困难、严重营养不良、水电解质紊乱、酸碱平衡失调的老年人。

2. 鼻饲用具

（1）鼻饲管。鼻饲管（见图 4–1）是通过鼻腔插入胃内，为不能经口摄取食物的老年人补充营养用的鼻饲用具。鼻饲管由导管和带帽接头组成，成人鼻饲管长度一般为 100 cm、120 cm，并在鼻饲管上标有刻度，鼻饲管插入的长度一般为 45 ~ 55 cm。

（2）灌注器。灌注器（见图 4–2）是用来将鼻饲饮食推注到鼻饲管内的工具。进行鼻饲时，应将灌注器的前端乳头插入鼻饲管的末端，使其连接紧密。

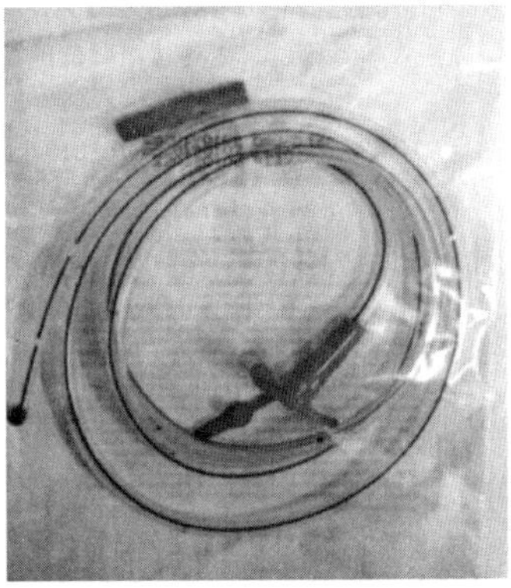

图 4–1　鼻饲管

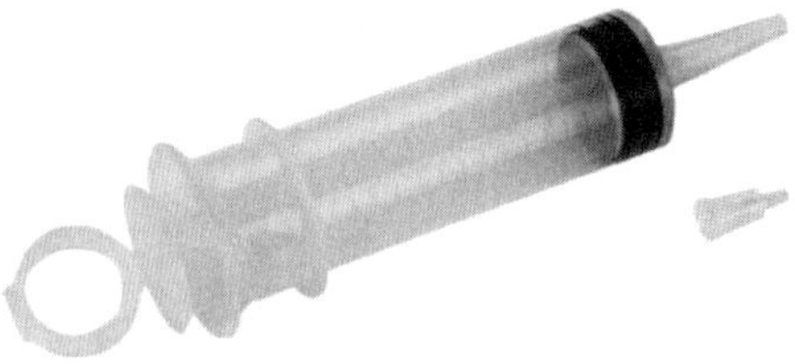

图 4–2　灌注器

3. 鼻饲饮食的类别

根据老年人的消化能力、身体需要，鼻饲饮食可分为混合奶、匀浆混合奶和要素饮食三类，见表 4–1。

表 4–1　　鼻饲饮食的类别

类别	定义	成分	特点	适宜人群
混合奶	用于鼻饲的流质食物	牛奶、豆浆、鸡蛋、藕粉、米粉、豆粉、浓肉汤、鸡汤、奶粉、麦乳精、新鲜果汁、菜汁（如青菜汁、西红柿汁）等	营养丰富，易消化吸收	身体虚弱，消化功能差的鼻饲老年人
匀浆混合奶	将混合食物用电动搅拌机进行搅拌，打碎成均匀的混合浆液	牛奶、豆浆、豆腐、煮鸡蛋、瘦肉末、熟肝、煮蔬菜、煮水果、烂饭、稠粥、去皮馒头、植物油、白糖和盐等	营养平衡，富含膳食纤维，口感好、易消化、配置方便	消化功能较好的鼻饲老年人
要素饮食	一种精制食物，含有人体所需的易于消化吸收的营养成分	游离氨基酸、单糖、主要脂肪酸、维生素、无机盐类和微量元素等	无须经过消化过程即可直接被肠道吸收和利用，为人体提供热能及营养	患有非感染性严重腹泻、慢性消耗性疾病，消化吸收不良的老年人

4. 判断鼻饲管在胃内的方法

首先应检查鼻饲管固定是否完好，插入的长度是否与鼻饲管标记的长度一致，如发现管路滑脱，应立即通知医护人员处理。检查鼻饲管是否在胃内的方法如下，可任选其一进行判断。

（1）用注射器连接鼻饲管末端进行抽吸，有胃液或胃内容物被抽出。

（2）用注射器连接鼻饲管末端，从鼻饲管注入 10 ~ 20 mL 空气，同时在胃区用听诊器听有无气过水声。

（3）将鼻饲管末端放入盛水杯内，应无气泡逸出。如有大量气泡逸出，表明误入气管。

技能要求

协助非鼻饲老年人进食

操作准备

1. 物品准备：餐具、床上桌板、围裙或毛巾、纸巾、水杯、吸管。

2. 照护人员准备：着装整洁，洗净双手，佩戴口罩。

操作步骤

步骤 1 沟通

向老年人说明进食时间和本次进食量，询问老年人进食前是否需要大小便，根据需要协助排便，协助老年人洗净双手。

步骤 2 摆放体位

根据老年人的实际情况摆放合适的进食体位，将围裙或毛巾围在老年人颌下。

将餐具、水杯放置于床上桌板。

步骤 3 协助进食

（1）鼓励具有自主能力的老年人自行进食，鼓励其手持水杯用吸管饮水，指导老年人上身坐直并稍前倾，头稍下垂。叮嘱老年人进食时细嚼慢咽，不要边讲话边进食；饮水时小口饮用，以免呛咳。

（2）对于不能自主进食的老年人，由照护人员喂食。照护人员用手触及碗壁或杯壁，感受并估计食物或水的温度。以汤匙喂食时，食物量以汤匙容量的 1/3 为宜；喂水时，水盛装至水杯容量的 1/3 ~ 1/2 为宜。等老年人咀嚼充分并咽下后再喂下一口。

（3）对于视力障碍但能自主进食的老年人，照护人员协助老年人进食。将盛装温热食物的碗或盛有温水的杯子放入老年人的手中，再将汤匙或吸管递到老年人手中，告知其食物的类别；特殊食物如鱼类或带骨头的肉，叮嘱其小心、缓慢进食。

步骤 4 整理

照护人员协助老年人进食后用温水漱口，并用纸巾擦干口角水痕。清扫整理床单元，使用流动水清洁餐具、水杯并放回原处备用，必要时进行消毒。

注意事项

1. 食物或水的温度要适宜。

2. 老年人进食后不宜立即平躺，以防止食物反流，保持进食体位 30 min 后再卧床休息。

3. 对于咀嚼或吞咽困难的老年人，可将食物打碎成糊状，再协助其进食。

4. 老年人进食中如发生呛咳、噎食等现象，立即急救（具体方法参见“应急处置”）；情况严重时通知医务人员并拨打“120”，同时通知家属。

为鼻饲老年人进行进食照护

操作准备

1. 物品准备：鼻饲用具、毛巾、水杯（内盛温水）、鼻饲液（38 ~ 40 ℃）。

2. 照护人员准备：着装整洁，洗净双手，佩戴口罩。

操作步骤

步骤 1　沟通

若鼻饲老年人意识清楚，应与其沟通，取得其配合。

步骤 2　摆放体位

根据老年人自理能力，采取适宜的体位。将毛巾围于老年人颌下。

步骤 3　检查鼻饲管

老年人进食前，为确保老年人进食安全，照护人员首先要判定鼻饲管是否在胃内，并检查鼻饲管是否固定完好。

步骤 4　进行鼻饲

用灌注器从水杯中抽取 20 mL 温开水，连接鼻饲管向老年人胃内缓慢灌注，盖好鼻饲管末端盖帽以确定鼻饲管通畅，并可以使鼻饲管管腔润滑、刺激胃液分泌。抽吸鼻饲液，缓慢推注，直至鼻饲液全部推注完毕。

鼻饲液灌注完毕后用灌注器抽取 30 ~ 50 mL 温水缓慢推注，冲洗鼻饲管腔，防止食物残渣堵塞鼻饲管，盖好鼻饲管，保持鼻饲体位约 30 min 后再恢复平卧位，以防喂食后食物反流引发误吸。

步骤 5　整理用物

（1）撤下毛巾，整理床单元。

（2）准确记录鼻饲时间和鼻饲量。重点观察老年人鼻饲后有无腹胀、腹泻等不适症状并记录。

（3）清洗用物。将灌注器在流动水下清洗干净，用开水浸泡消毒后备用。

注意事项

1. 每次鼻饲量不超过 200 mL，推注时间以 15 ~ 20 min 为宜，两次鼻饲之间间隔不少于 2 h。

2. 鼻饲时若有注入不畅或者出现呛咳、呼吸困难、发绀等现象，说明老年人有窒息的征象，应立即将老年人头偏向一侧，并将注入的鼻饲液抽出。

3. 鼻饲老年人须用药物时，应将药片研碎、溶解后再灌入。

4. 长期鼻饲老年人应做好口腔护理，定期更换鼻饲管，普通鼻饲管每周更换 1 次，硅胶鼻饲管每月更换 1 次。

5. 观察老年人消化功能状况以及大便的性状，根据不同情况调整食物类别。

学习单元 2

健康饮食指导

知识要求

一、目的

饮食是为机体提供营养、维持机体正常生理功能、促进组织修复、提高机体免疫力等生命活动的基本条件。合理膳食对老年人在预防疾病和保持健康方面起着重要作用。在食物多样化前提下，保证合理的摄入量有助于预防营养不良，尤其贫血、低体重等。对老年人不良饮食习惯提出改善建议，检查老年人治疗饮食的落实情况，从而提高老年人饮食的安全性、健康性。

二、老年人饮食结构原则和膳食指南

1. 饮食结构原则

（1）食物全面多样化，荤素搭配要合理。

（2）少食多餐要定时，食物清淡少油腻。

（3）饭菜烹调宜软烂，温度咸淡要适宜。

（4）瓜果蔬菜要多吃，每天水分要充足。

（5）食品新鲜不变质，饮食有节不暴食。

（6）适量饮茶勿吸烟，慎吃油炸、熏腌、酱、冷食。

2. 膳食指南

（1）食物品种丰富，动物性食物充足，常吃大豆制品。

（2）鼓励共同就餐，保持良好食欲，享受食物美味。

（3）积极户外活动，延缓肌肉衰减，保持适宜体重。

（4）定期健康体检，测评营养状况，预防营养缺乏。

三、老年人常见不良饮食习惯（见表 4-2）

表 4-2　老年人常见不良饮食习惯

不良习惯	说明
多吃少餐	一日内进食次数少，每顿饭的饭量多，即多吃少餐，致使空腹时间较长，短时间内肠胃负担较重，不易消化
喜吃精粮	有些老年人喜吃精粮，不吃糙米粗粮，因为精粮纤维素少，好咀嚼、好吞咽，而粗粮由于纤维素较多，口感差。但精粮纤维素太少，不易产生饱腹感，往往因过量进食导致肥胖，增加血管硬化、高血压的发病率
食物一成不变	很多老年人喜欢盯着几样食物吃，不愿意接受新类型的食物，长此以往导致营养不均衡、缺乏某些营养素等
偏食挑食	有些老年人较固执，只吃自己喜欢吃的食物，往往造成营养素吸收不完全或营养素缺乏。由于老年人味觉、嗅觉功能退化，喜吃口味重的食物，而高盐、高脂饮食会增加心脑血管疾病的发病率，摄糖过多容易导致肥胖、糖尿病等
嗜烟嗜酒	长期过度饮酒会引发心血管疾病，吸烟会造成肺部疾病等
喜吃泡饭	有些老年人经常吃水泡饭、汤泡饭，认为既简单又有助于消化。其实泡饭不仅不利于食物消化，反而影响正常的消化吸收
饭后马上吃水果	很多人认为饭后吃水果有助于消化，但水果中含有大量单糖类物质，很容易被小肠吸收，但若被饭菜阻塞在胃中，就会因腐败而形成胀气，导致胃部不适

四、影响老年人饮食的因素

1. 生理因素

老年人身体各器官功能逐渐衰弱，牙齿开始脱落，咀嚼能力逐渐下降，味觉、嗅觉能力减退，消化及吸收能力也慢慢减退，影响食欲。老年人由于机体功能下降，肢体活动能力下降，运动减少，胃肠蠕动减慢，从而影响饮食状态。

2. 心理因素

老年人常因为自己由为社会付出的角色转变为受社会支持、被给予帮助的角色而易抑郁、烦闷、情绪不稳，从而影响食欲。

3. 疾病因素

某些疾病影响老年人的食欲或影响老年人的饮食状态。例如，甲状腺功能亢进、糖尿病等会造成老年人食欲旺盛；胆囊疾病会造成老年人进食油腻食物后出现右上腹疼痛；病毒性肝炎会造成老年人突然食欲减退，见了油腻食物就恶心、反胃等。

4. 社会因素

老年人常常由于独居而导致生活不规律，或因饮食无人监督、无人指导、无人协助而减少饮食餐数，最终影响食欲或饮食状态。

技能要求

为老年人做治疗饮食食用指导

操作准备

1. 物品准备：记录表、笔。
2. 照护人员准备：着装整洁，洗净双手，必要时佩戴口罩。

操作步骤

步骤 1 沟通交流

与老年人面对面坐好，进行沟通交流，了解老年人现在的身体状况、心理情况等。询问老年人饮食情况，是否按时、按照要求食用治疗饮食。

步骤 2 分析判断

分析老年人食用治疗饮食的时间和内容，与医嘱规定有何差异。分析老年人除了早餐和晚餐、睡前加餐按规定饮食外，中午和下午是否自行食用治疗饮食之外的食物，是否与治疗饮食的规定相违背。

步骤 3 询问效果

询问老年人食用治疗饮食后的效果，如血压是否稳定、血糖是否稳定、大小便是否正常等。

步骤 4 记录并报告

记录老年人治疗饮食的落实情况，见表 4-3，反馈给家属并告知医护人员。

表 4-3 **检查老年人治疗饮食落实情况**

病症名称	治疗饮食	食用时间	食物名称	依从性	更改的饮食

注意事项

1. 语言亲切，态度和蔼，使用开放式的问询方式。

2. 建议老年人严格执行治疗饮食规范，同时根据老年人的反馈建议改善治疗饮食的口味。

思考题

1. 简述常见的饮食类别及特点。

2. 简述老年人常见进食体位与要求。

3. 简述鼻饲的注意事项。

4. 简述老年人饮食结构原则和膳食指南。

5. 简述影响老年人饮食的因素。

培训任务 5

排泄照护

学习单元 1

排泄异常照护

知识要求

一、影响老年人排泄的原因

1. 影响排尿的因素（见表 5-1）

表 5-1 影响排尿的因素

因素	说明
心理	心理因素对排尿有很大影响，当老年人处于紧张或者焦虑的情绪中，有时会出现尿潴留、尿频、尿急，甚至尿失禁的现象
个人习惯	人们会形成一定的排尿习惯，包括时间、环境等
环境	排尿一般都在隐蔽的场所进行，当环境不够隐蔽时，会产生一定的压力，影响排尿
液体与饮食的摄入	在其他因素不变的情况下，液体摄入量直接影响排尿量，老年人因消化能力和感知能力减弱，既可能出现饮水量不足诱发的尿量减少，也可能因饮水量增加而出现尿频、尿急的现象
气候变化	夏季炎热，身体出汗量增加，肾脏产生的尿液就会相应减少，因此为了保证肾脏排泄废物的能力，夏季需要多饮水；冬季天气寒冷，身体循环血量增多，身体水分相对充足，尿量会相对增多，因此需要适度饮水

续表

因素	说明
疾病	肾脏疾病、前列腺疾病、腰骶部神经损伤、尿道结石或尿路损伤等问题都可能出现不同程度的排尿异常
其他	一是年龄，人体随着年龄的增加，膀胱肌肉张力减弱，容易出现尿频、尿急，甚至尿失禁现象；二是性别，老年女性容易因生育导致盆底肌松弛，出现尿失禁现象，老年男性则多见因前列腺增生而出现尿潴留现象

2. 影响排便的因素（见表 5-2）

表 5-2　　影响排便的因素

因素	说明
生理	随着年龄的增加，腹壁肌肉张力下降，胃肠蠕动减慢，肛门括约肌松弛等导致肠道控制能力下降，出现排便异常
排便习惯	日常生活中，人们会形成一定的排便习惯，比如固定的时间、固定器具，以及排便伴随行为等，当这些习惯发生改变时，往往会影响正常排便
心理	心理因素是影响排便的重要因素。抑郁时，身体活动减少，肠蠕动减少易导致便秘；情绪紧张、焦虑时，迷走神经兴奋，肠蠕动增加易导致腹泻
环境	排便与排尿一样属于个人隐私，如在开放式环境或需要其他人协助时，往往都会有一定压力，此时容易出现排便异常
饮食	食物与液体的摄入减少时，无法形成足量的粪便，同时肠道水分不足，润滑不够，导致粪便变硬、排便减少甚至便秘
活动	老年人因身体机能下降，活动减少，肠蠕动减慢，特别是长期卧床的老年人，往往容易出现便秘
疾病有关因素	肠道方面的疾病（如结肠炎或结肠癌）会导致大便次数增加；腰骶部神经损伤或者脑卒中往往容易导致排便失禁；长期滥用抗生素容易出现肠道菌群失调，发生排便异常；麻醉药物的使用容易出现肠道麻痹，蠕动减弱，出现便秘

二、排泄异常的观察

1. 排尿异常的观察（见表 5-3）

表 5-3　　排尿异常的观察

类型		表现	原因
尿量异常	多尿	一般指 24 h 内尿量超过 2 500 mL	生理情况多见于大量饮水；病理情况多见于糖尿病、尿崩症、急性肾功能不全（多尿期）等

续表

类型		表现	原因
尿量异常	少尿	一般指 24 h 内尿量少于 400 mL 或每小时尿量少于 17 mL	发热、液体摄入过少、休克等，心脏、肾脏、肝脏功能衰竭等
	无尿	一般指 24 h 内尿量少于 100 mL 或 12 h 内无尿液产生	严重休克、急性肾衰竭、药物中毒等
膀胱刺激征		主要表现为尿频、尿急、尿痛。单位时间内排尿次数增多称为尿频；突然有强烈尿意，不能控制需要立即排尿称为尿急；排尿时膀胱区及尿道有疼痛感称为尿痛	多由疾病因素导致，且以泌尿系统疾病为多见；非疾病因素包括心理紧张、情绪激动、会阴部外伤、医疗操作等
尿潴留		尿液大量存留在膀胱内而不能自主排出	下尿路结石、前列腺肥大或肿瘤压迫尿道、外伤等
尿失禁	真性尿失禁	膀胱稍有存尿便会不自主地流出，膀胱处于空虚状态	多见于昏迷、截瘫等
	假性尿失禁	又称充溢性尿失禁，即膀胱内储存部分尿液达到一定压力时，不自主地溢出少量尿液。压力降低时，排尿立即停止	多见于腰骶部外伤后
	压力性尿失禁	当咳嗽、打喷嚏或运动时腹肌收缩，腹内压升高，不自主地排出少量尿液	多见于中老年女性，原因包括膀胱括约肌张力降低、盆底肌松弛等

2. 排便异常的观察（见表 5-4）

表 5-4　　排便异常的观察

类别	定义	表现	原因
便秘	正常排便形态改变，排便次数减少，排出干硬的粪便，伴有排便不畅、排便困难	腹胀、腹痛、食欲不佳、消化不良等	排便习惯不良、长期滥用缓泻剂、长期灌肠、长期卧床或活动减少、某些疾病等
粪便嵌顿	粪便长时间滞留堆积在直肠内，坚硬不能排出	有便意伴肛门疼痛，腹部胀痛，肛门处有少量液化的粪便排出，但不能排出粪便	便秘未能及时解除，粪便滞留直肠内，水分被肠道吸收，同时有新的粪便进入，使粪便团块变大变硬，无法排出
腹泻	正常排便形态改变，频繁排出稀便或水样便，伴有便次增多	腹痛、肠鸣，或伴有恶心、呕吐、乏力，粪便松散或呈水样	急性腹泻常因饮食不当或不洁、情绪紧张或焦虑；慢性腹泻常因功能性消化不良、使用缓泻剂不当等

续表

类别	定义	表现	原因
排便失禁	肛门括约肌不受意识控制而不自主地排便	不自主地排便	中枢性瘫痪、肠道疾病、腹泻、精神障碍等
肠胀气	胃肠道内有过量气体积聚，不能及时排出	腹胀，或伴有腹痛、呃逆，肛门排气增多	食入过量产气食物，肠蠕动减少，肠梗阻或肠道术后等

三、排泄异常的照护

1. 尿潴留的照护

（1）进行心理照护。消除老年人的紧张和焦虑情绪。

（2）提供隐蔽的排尿环境。为能够自主活动的老年人安排独立私密的卫生间；如果老年人卧床，则关闭门窗或用屏风遮挡，无关人员回避，尽量为老年人提供私密的环境。

（3）调整体位和姿势。协助老年人取适当体位，如扶卧床老年人略抬高上身或坐起，尽量以习惯姿势排尿；对于需要绝对卧床的老年人，要训练其床上排尿。

（4）利用条件反射诱导排尿。例如，让老年人听流水声或用温水为其冲洗会阴。

（5）热敷或按摩。热敷小腹可放松肌肉，按摩或艾灸关元、中级、曲骨、三阴交等穴位可促进排尿，但切忌过度用力。

（6）必要时可以联系医务人员，行导尿术。

2. 尿失禁的照护

（1）注意保持老年人的皮肤清洁干燥，经常清洗会阴部皮肤，勤换衣裤、床单、衬垫等，也可以使用一次性纸尿裤，注意更换频率。

（2）指导女性老年人进行盆底肌训练，增强控制排尿的能力，可采取凯格尔训练：老年人取站位、坐位或卧位，试做排尿（便）动作，慢慢收紧盆底肌群（做提肛动作），再慢慢放松，每次 10 s，连续 10 次，每日可进行数次，以不觉疲乏为宜。

（3）尊重和理解老年人，尿失禁容易造成个人卫生不佳，易产生异味，会给老年人造成较大心理压力，充分理解老年人，给予安慰、开导和鼓励。

（4）必要时可以联系医务人员，行导尿术。

3. 便秘的照护

（1）提供适当的排便环境，在老年人排便时，为老年人布置好周围环境，提供私密的环境和充裕的排便时间。

（2）选取适当的排便姿势。在老年人能自主活动的情况下，尽量让其下床排便。如需要在床上使用便器时，除非有特别禁忌，最好采取坐姿或抬高床头。

（3）每天起床前和入睡前进行顺时针腹部按摩，增加肠蠕动。

（4）合理安排饮食，适当增加饮食量，多食用含膳食纤维的食物，如蔬菜、水果、粗粮等，促进肠蠕动，增加粪便水分，利于排便。

（5）合理使用缓泻剂或灌肠。必要时遵医嘱可以使用缓泻药品或通便剂，但不可长期滥用，以免造成便秘。如上述方法无效，且老年人因便秘而痛苦感明显，可寻求医务人员采用灌肠方式，辅助通便。

（6）鼓励老年人适当活动。必要的活动可以促进肠蠕动，对于能够下床活动的老年人，要鼓励其适当活动。卧床的老年人可以在允许的情况下，进行腹部肌肉或盆底肌肉训练，增加肠蠕动，促进排便。

（7）做好老年人心理照护，缓解紧张情绪，并帮助老年人养成良好的排便习惯。

4. 粪便嵌顿的照护

（1）提供适当的排便环境，关闭门窗，注意保暖，必要时用屏风遮挡，保护隐私。

（2）适当使用缓泻剂及栓剂润肠通便；必要时可以先行油类保留灌肠，2～3 h 后再做清洁灌肠。

（3）通常在清洁灌肠无效后遵医嘱行人工取便。人工取便易刺激迷走神经，故患有心脏病、脊椎损伤者应慎重使用。操作中，如老年人出现心悸、头晕等现象时应立刻停止。

（4）协助老年人养成良好的排便习惯，防止便秘的发生。

5. 腹泻的照护

（1）合理膳食，鼓励老年人多饮水，酌情给予流质或半流质饮食，避免油腻、辛辣、高纤维食物。严重腹泻时暂禁食，可根据情况由医务人员予以静脉营养，避免出现脱水现象。

（2）卧床休息，减少肠蠕动，注意腹部保暖。使用便器协助不能自理的老年人排便。

（3）每次便后用温水清洗肛周及臀部皮肤，保持皮肤干燥，必要时在肛周涂擦软膏予以保护。卧床老年人要注意骶尾部皮肤，预防压疮。

（4）对于长期腹泻的老年人，要注意个人卫生，及时更换衣物及床上用品，做好心理疏导，避免其产生紧张或烦躁情绪。

6. 排便失禁的照护

（1）及时更换床褥和衣裤，保持室内空气清新，定时开窗通风。尊重并保护老年人的隐私，必要时用屏风遮挡。

（2）可使用纸尿裤，经常用温水洗净肛门周围及臀部皮肤，保持皮肤清洁，肛门周围涂擦软膏保护皮肤，避免破损。注意观察骶尾部皮肤，定时翻身，按摩受压部位，预防压疮。

（3）帮助老年人重建控制排便的能力，了解老年人的排便时间，掌握规律，定时给予便器，指导老年人进行肛门括约肌及盆底肌收缩锻炼。

（4）适当为老年人补充水分，保证其每天足量饮水。

（5）做好沟通与心理疏导，告知老年人饮食注意事项。

7. 肠胀气的照护

（1）指导老年人养成细嚼慢咽的良好习惯，进食或饮水时避免吞入大量空气。

（2）鼓励老年人适当活动，协助老年人下床活动，卧床老年人可在床上活动或变换体位以促进肠蠕动，减轻肠胀气。

（3）轻微肠胀气时，可行腹部热敷或腹部按摩；严重胀气时，遵医嘱予以药物或肛管排气。

（4）做好心理疏导，避免老年人产生紧张或焦虑情绪。

技能要求

协助老年人如厕

操作准备

1. 物品准备：卫生纸、湿巾纸。

2. 照护人员准备：着装整洁，洗净双手，必要时戴口罩、乳胶手套。

操作步骤

步骤 1 使用轮椅推行或搀扶老年人进入卫生间，协助其转身面对照护人员，让其双手扶住坐便器旁扶手站立。

步骤 2 照护人员一手搂抱老年人腋下（或腰部）、另一手协助老年人脱下裤子。然后双手环抱老年人腋下，协助老年人缓慢坐于坐便器上，嘱老年人双手扶稳扶手进行排便。

步骤 3 老年人便后自己擦净肛门或身体前倾由照护人员协助用湿巾纸和卫生纸擦净肛门。老年人借助扶手支撑身体（或照护人员协助老年人）起身，老年人自己（或照护人员协助）穿好裤子。按压坐便器冲水开关。

步骤 4 用轮椅推行或搀扶老年人回房间休息，卫生间通风换气，清洗消毒坐便器。

注意事项

1. 卫生间设有坐便器并有扶手，或使用简易坐便器并配有助行器代替扶手，方便老年人坐下和站起。

2. 卫生用品应放置在老年人伸手可以拿取的位置，但不应妨碍老年人行走及活动。

3. 保持卫生间地面整洁，环境舒适，无刺激性气味。

为留置导尿管的老年人更换尿袋

操作准备

1. 环境准备：环境整洁，温湿度适宜，必要时用屏风遮挡。

2. 物品准备：一次性尿袋、碘伏、棉签、别针、笔、记录单、一次性医用单、垃圾桶。

3. 照护人员准备：着装整洁，洗净双手，戴口罩、乳胶手套。

操作步骤

步骤 1 沟通与评估

向老年人解释操作目的，取得老年人配合。检查老年人导尿管有无脱落，尿管是否通畅。

步骤 2 观察尿液情况

（1）观察尿液颜色：深浅，有无红色，评估是否存在血尿情况。

（2）观察性状：尿液是否清亮，是否混浊，评估是否存在泌尿道病变可能。

（3）观察尿量：尿袋上一般有容量刻度，可直接读数确定尿量，记录统计一日尿量。成人一日正常尿量一般在 1 000 ~ 2 000 mL，每日尿量超过 2 500 mL 为多尿、低于 400 mL 为少尿、低于 100 mL 为无尿。尿量的变化可以反映老年人饮水情况以及泌尿系统疾病的变化。

步骤 3 排空尿液

戴好乳胶手套，打开尿袋末端排尿端口，排空尿袋后关闭排尿端口，关闭尿管上的开关，防止尿液流入尿袋。

步骤 4 更换尿袋

拆开新尿袋，检查新尿袋端口处于关闭状态，放置床旁。取下需要更换的尿袋，折叠好后放置于旁边一次性医用单上。取下新尿袋引流管口盖帽，用棉签蘸取碘伏消毒尿管下端与尿袋引流管口，将引流管口插入尿管下端。打开尿管引流开关，观察尿液引流情况，用别针将尿袋固定在床旁。关闭尿管引流开关，一般每 2～4 h 打开尿管引流开关。

步骤 5 整理用物

棉签、更换下的尿袋及其他被尿液污染的用物放置于垃圾桶。洗手，整理床单元，做好更换记录。

注意事项

1. 尿袋应定期更换，更换周期可参照说明书。

2. 更换尿袋时应注意观察尿液的性状、颜色和尿量。

3. 保持导尿管通畅，避免受压、扭曲、返折、阻塞导致引流不畅。尿袋末端高度要始终低于老年人会阴高度，避免尿液逆流造成感染。

4. 妥善固定尿袋，随时观察尿管有无脱出、漏尿等情况，注意观察留置尿管接触部位的皮肤，一旦发现问题，如发现局部红肿、破溃等情况，及时联系医务人员。

为肠造瘘老年人更换粪袋

操作准备

1. 环境准备：环境整洁，温湿度适宜，必要时用屏风遮挡。

2. 物品准备：干燥粪袋（在有效期内且无破损）、水盆（盛有温水）、棉球、镊子、卫生纸、专用垃圾桶。

3. 照护人员准备：着装整洁，洗净双手，戴口罩、乳胶手套。

操作步骤

步骤 1 沟通与评估

向老年人说明操作目的，以取得合作。粪袋内容物超过 1/3 时应将粪袋取下更换。

步骤 2 暴露造瘘口

照护人员先协助老年人暴露造瘘口的部位，将卫生纸垫于人工肛门处的身下。

步骤 3 清洁造瘘口

打开粪袋与造瘘口连接处的底盘扣环（见图 5–1），取下粪袋扔于专用垃圾桶，查看人工肛门周围的皮肤，如无异常可用柔软的卫生纸擦拭干净，再用镊子夹取棉球蘸取温水擦净（见图 5–2）。

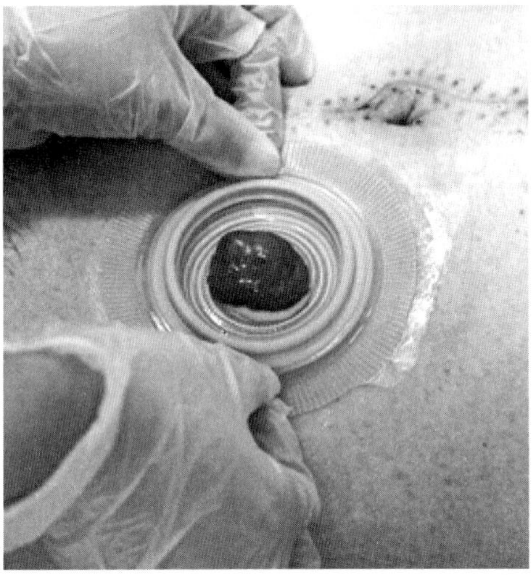

图 5–1 打开底盘扣环

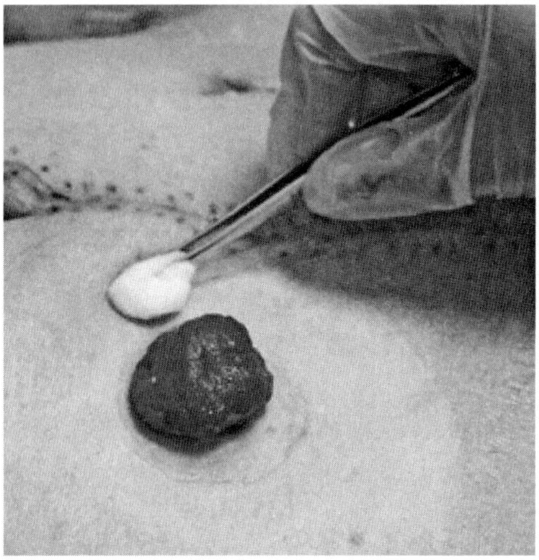

图 5–2 清洗周围皮肤

步骤 4 更换粪袋

将清洁的粪袋与腹部造瘘口底盘扣环连接（见图 5–3），扣紧扣环（见图 5–4）并用手向下牵拉粪袋，确认粪袋固定牢固，然后将粪袋下口封闭。

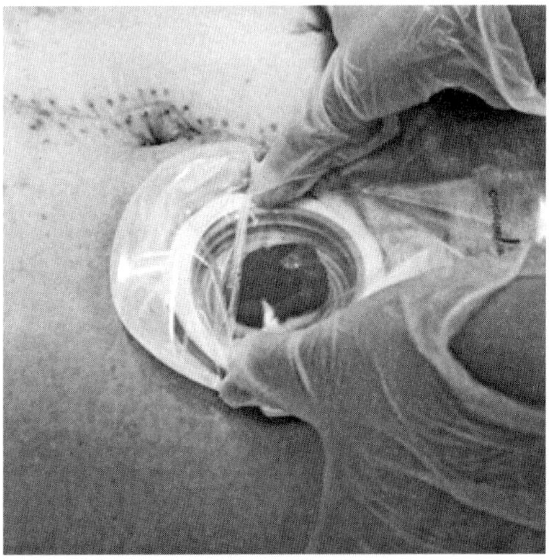

图 5–3 连接扣环

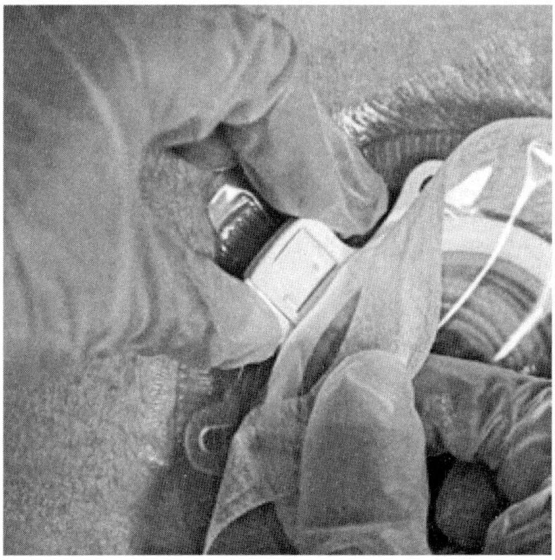

图 5–4 扣紧扣环

步骤 5　整理用物

洗手，协助老年人取舒适体位，做好更换记录。

注意事项

1. 餐后 2 ~ 3 h 内不要更换粪袋，此时肠蠕动较活跃，更换时老年人有可能出现排便情况。

2. 操作过程中应注意保护老年人的隐私。

人工取便

操作准备

1. 环境准备：环境整洁，温湿度适宜，必要时用屏风遮挡。

2. 物品准备：橡胶单（或尿垫）、润滑液（肥皂液或开塞露）、卫生纸、便盆、水盆（内盛温水）、毛巾。

3. 照护人员准备：着装整洁，洗净双手，戴口罩、乳胶手套。

操作步骤

步骤 1　评估沟通

向老年人说明操作目的，告诉老年人在进行取便时会有异物感，消除老年人的紧张、恐惧心理，以取得老年人的配合。评估老年人的身体状况，了解老年人的排便习惯等。

步骤 2　摆放体位

协助老年人取左侧卧位，脱下裤子至大腿根部，暴露臀部，臀下垫橡胶单，在进行该操作时应注意使老年人感到舒适。

步骤 3　人工取便

照护人员左手分开老年人臀部；右手食指涂润滑液，嘱咐老年人深呼吸以放松腹肌，待肛门松弛时，食指沿直肠一侧轻轻插入老年人直肠内，慢慢地由浅入深地将粪便掏出，放于便盆内。

用温水清洁老年人肛门，并用卫生纸为其擦净肛门。

步骤 4　整理

清洗消毒便盆，晾干备用。洗手，整理床单元。根据需要做好记录。

注意事项

1. 人工取便时勿使用器械，避免误伤肠黏膜。

2. 老年人若出现面色苍白、呼吸急促、全身大汗等症状，应立即停止操作，必要时及时就医。

学习单元 2

便器与纸尿裤的使用

知识要求

一、辅助排泄的器具

卧床老年人需要由照护人员协助其在床上完成排尿或者排便，辅助排泄的器具主要有床上便器和纸尿裤。

1. 便盆和尿壶

便盆按材质主要分为不锈钢材质和塑料材质。不锈钢材质便盆一般比较耐用，可反复消毒，耐高温；塑料材质便盆轻便，价格低廉，便于更换。

便盆按类型还可以分为一体式、插入式等。一体式便盆较为常见，价格便宜，操作方便，舒适度较差；插入式便盆是近些年出现的新产品，舒适度较一体式好。

尿壶可以分为男士尿壶和女士尿壶，主要是根据男女泌尿系统结构不同，设计上略有差别，使用方法无明显差别。

2. 纸尿裤

纸尿裤主要适用尿失禁或大便失禁的老年人群，主要分为腰贴型纸尿裤和内裤型纸尿裤。

（1）腰贴型纸尿裤。打开以后呈平面形状，垫在老年人的屁股下，用两侧腰贴固定。

（2）内裤型纸尿裤。内裤型纸尿裤又称拉拉裤，和内裤样式相似，其贴合性更好，但是如果老年人无法自主抬起屁股，穿着、更换时较费劲。

二、采集老年人二便标本的原则与目的

1. 标本采集的原则

（1）依据目的和医务人员要求采集标本。

（2）采集前根据检验目的选择合适的容器。

（3）标本采集时间、采集量和采集方法要准确。

（4）采集标本前要认真核对姓名、床号、标本名称。

（5）标本采集后要及时送检。

2. 采集尿液标本的目的

采集老年人尿液标本常用于常规体检，检查有无泌尿系统感染、出血，有无分泌系统、免疫系统及肾脏等器官病变。

3. 采集大便标本的目的

采集老年人粪便标本常用于常规体检，检查有无消化道系统感染、出血、肠道寄生虫、肠道传染性疾病等。

技能要求

协助老年人使用便盆

操作准备

1. 环境准备：环境整洁，温湿度适宜，必要时用屏风遮挡。

2. 物品准备：便盆、一次性护理垫（或尿垫）、浴巾、卫生纸，需要时准备温水、水盆、毛巾。

3. 照护人员准备：着装整洁，洗净并温暖双手，戴口罩、乳胶手套。

操作步骤

步骤 1 沟通

询问老年人是否有便意，提醒老年人及时排便。

步骤 2 放置便盆

（1）仰卧位放置便盆法（见图 5-5）。照护人员协助老年人取仰卧位，掀开下身盖被折向远侧，协助其脱下裤子至膝部。嘱咐老年人配合屈膝、抬高臀部，同时一手托起老年人的臀部，另一手将一次性护理垫垫于老年人臀下。再次嘱咐老年人配合屈膝、抬高臀部，同时一手托起老年人的臀部，另一手将便盆放置于老年人的臀下。为防止老年人排尿溅湿盖被，可在会阴上部覆盖一张一次性护理垫。为老年人盖好浴巾。

（2）侧卧位放置便盆法（见图 5-6）。照护人员将老年人裤子脱至膝部，双手扶住老年人的肩部以及髋部，翻转身体，使老年人侧卧，露出臀部，将一次性护理垫垫于老年人腰及臀下，再将便盆放于老年人臀部下方，协助老年人恢复平卧位，在会阴上部覆盖一张一次性护理垫。为老年人盖好浴巾。

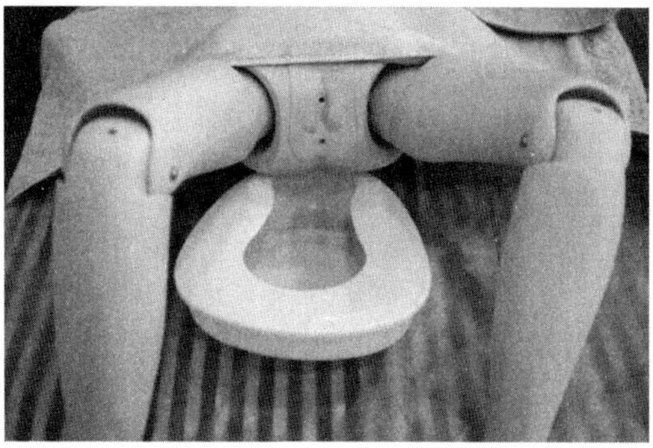

图 5-5　仰卧位放置便盆

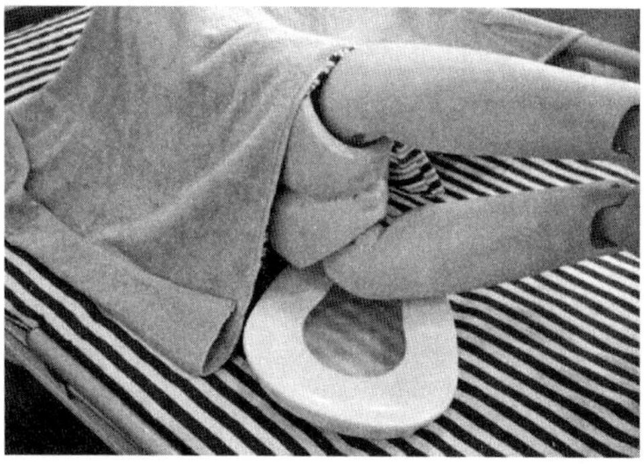

图 5-6　侧卧位放置便盆

步骤 3 撤去便盆，清洁皮肤

照护人员一手扶稳便盆一侧，另一手轻抬老年人臀部，取出便盆放于地上。取卫生纸为老年人擦净肛门。需要时用温水清洗肛门及会阴部并擦干。撤去一次性护理垫。

步骤 4 整理

协助老年人穿好裤子，取舒适体位。整理床单元，开窗通风。倾倒粪便，清洗消毒便盆，晾干备用。

注意事项

1. 使用便盆前确认便盆清洁且完好。
2. 避免长时间暴露老年人的身体，应注意保护其隐私且防止其受凉。

3. 使用便盆后应及时倾倒并清洗消毒，避免污物附着。

4. 动作轻柔，放置便盆时不可硬塞硬拉，以免损伤皮肤。

协助老年人使用尿壶

操作准备

1. 环境准备：环境整洁，温湿度适宜，必要时用屏风遮挡。

2. 物品准备：尿壶、一次性护理垫（或尿垫）、浴巾、卫生纸，需要时准备温水、水盆、毛巾。

3. 照护人员准备：着装整洁，洗净并温暖双手，戴口罩、乳胶手套。

操作步骤

步骤 1 沟通

询问老年人是否有尿意，提醒老年人及时排尿。

步骤 2 放置尿壶

（1）老年女性。照护人员协助老年女性取仰卧位，掀开下身盖被折向远侧，协助其脱下裤子至膝部，嘱咐老年人配合屈膝、抬高臀部，同时一手扶起老年人的臀部，另一手将一次性护理垫垫于老年人臀下，嘱咐其屈膝，双腿“八”字分开。照护人员手持尿壶，将开口边缘贴紧老年人阴部，盖好浴巾，如图 5–7 所示。

（2）老年男性。协助老年男性面向照护人员侧卧，嘱咐其双膝并拢，将其阴茎插入尿壶接尿口，用手握住尿壶把手固定，盖好浴巾，如图 5–8 所示。

步骤 3 撤去尿壶，清洁皮肤

撤去尿壶，为老年人清洗或擦拭会阴部，撤回一次性护理垫。

步骤 4 整理

协助老年人穿好裤子，取舒适体位。整理床单元，开窗通风。倾倒尿液，清洗消毒尿壶，晾干备用。

注意事项

1. 避免长时间暴露老年人的身体，应注意保护其隐私且防止其受凉。

2. 使用尿壶后应及时倾倒并清洗消毒，减少异味及尿渍附着。

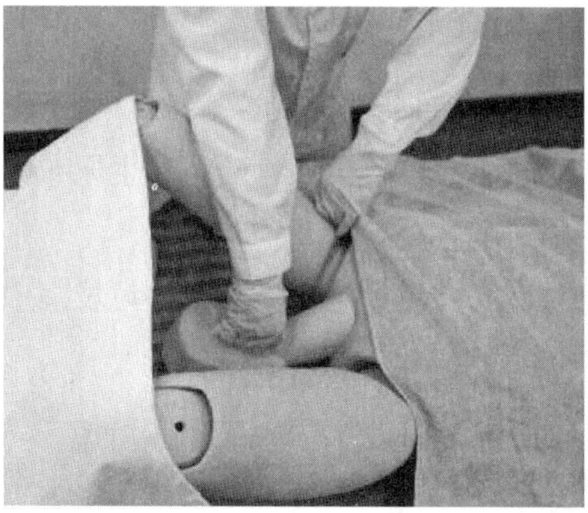

图 5-7　为老年女性放置尿壶

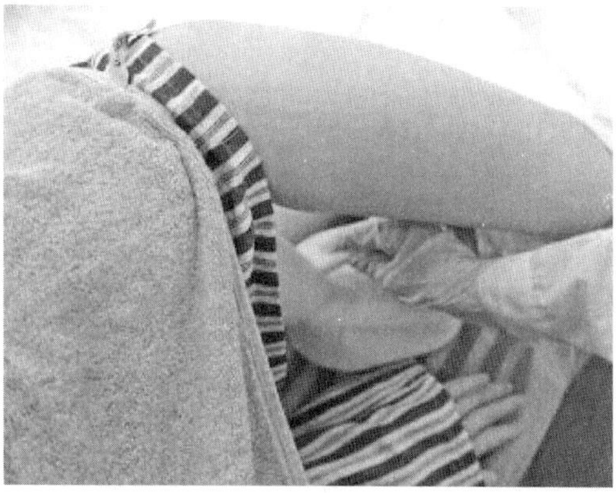

图 5-8　为老年男性放置尿壶

为老年人更换尿垫

操作准备

1. 环境准备：环境整洁，温湿度适宜，必要时用屏风遮挡。
2. 物品准备：尿垫、卫生纸（按需）、水盆（内盛温水）、毛巾、垃圾桶。
3. 照护人员准备：着装整洁，洗净并温暖双手，戴口罩、乳胶手套。

操作步骤

步骤 1　沟通

检查并向老年人解释，以取得合作。

步骤 2　更换尿垫

（1）掀开老年人下身盖被，双手分别扶住老年人的肩部、髋部，翻转其身体，使其侧卧。

（2）将身下污染的尿垫向侧卧方向折叠，取温湿毛巾擦洗会阴部，观察老年人会阴部及臀部皮肤情况，将清洁的尿垫一半平铺一半卷折铺于老年人身体侧边。

（3）翻转老年人身体使其平卧，撤下污染的尿垫放入垃圾桶，整理拉平清洁尿垫，盖好被子。

步骤 3　整理

整理床单元，开窗通风。清洗毛巾，刷洗水盆。

注意事项

1. 避免长时间暴露老年人的身体，应注意保护其隐私且防止其受凉。

2. 按时检查尿垫浸湿情况，根据尿垫吸水锁水的能力进行更换，防止发生尿布疹及压疮。

3. 当老年人患有传染性疾病时，尿垫应放入医疗废物垃圾桶，作为医用垃圾集中回收处置。

为老年人更换纸尿裤

操作准备

1. 环境准备：环境整洁，温湿度适宜，必要时用屏风遮挡。

2. 物品准备：一次性护理垫（或尿垫）、纸尿裤、卫生纸（按需）、水盆（内盛温水）、毛巾、垃圾桶。

3. 照护人员准备：着装整洁，洗净并温暖双手，戴口罩、乳胶手套。

操作步骤

步骤 1 沟通

检查并向老年人解释，以取得合作。

步骤 2 更换纸尿裤

（1）掀开老年人下身盖被，协助老年人取平卧位。

（2）解开纸尿裤粘扣，将前片从两腿间后撤，分别扶住老年人的肩部、髋部，翻转老年人身体使其侧卧，将污染纸尿裤内卷至臀下。取温湿毛巾擦拭会阴部，观察老年人会阴部以及臀部皮肤情况。

（3）将清洁纸尿裤前后半数的两片（紧贴皮肤面朝内）平铺于老年人臀下，展开上片。协助老年人翻转身体至平卧位，从一侧撤下污染纸尿裤到垃圾桶，并拉平身下清洁纸尿裤，从两腿间向上兜起前片，整理纸尿裤大腿内侧边缘至服帖，将前片两翼向两侧拉紧，外侧边缘展平。

步骤 3 整理

整理床单元，开窗通风。清洗毛巾，刷洗水盆。

注意事项

1. 为老年人选择尺寸适宜的纸尿裤。

2. 避免长时间暴露老年人的身体，应注意保护其隐私且防止其受凉。

3. 每次更换或排便后应使用温热毛巾擦拭或清洗会阴部，减轻异味，坚持局部清洁干燥。

4. 当老年人患有传染性疾病时，纸尿裤应放入医疗废物垃圾桶，作为医用垃圾集中回收处置。

学习单元 3

缓泻剂的使用

知识要求

一、缓泻剂的概念

缓泻剂是能增加肠内水分、促进蠕动、软化粪便、润滑肠道、促进排便的药物。临床主要用于治疗功能性便秘。

二、缓泻剂的类别

缓泻剂一般分为膨胀性、容积性、刺激性和润滑性四类。

1. 膨胀性泻药

膨胀性泻药有吸水性，在肠内吸收水膨胀形成胶体，使大肠内容物变软、富含水分而体积增大，刺激肠壁，反射性地增加肠蠕动而排便。优点是长期服用不成瘾，减药或停药不会反跳；缺点是服药后有腹胀感，但老年人多能够耐受。如果剂量过大可有腹泻发生，此时应调整剂量，使大便变柔软即可。

2. 容积性泻药

容积性泻药也叫作盐类泻药或机械刺激性泻药。这类药物口服后不易被肠道吸收而又容易溶解于水，能吸收大量水分并阻止肠道吸收水分，于是肠内保留大量水分，容积增大，肠道扩张，对肠黏膜产生刺激，反射性引起小肠蠕动增强，促使内容物迅速进入大肠而引起泻下作用，达到排便的目的。

3. 刺激性泻药

刺激性泻药也叫作接触性泻药。这类药物主要通过药物本身及其在体内代谢产物直接刺激肠壁，使肠道发生痉挛、收缩，推动粪便运转，促进粪便排出。刺激性泻药适用于长期顽固性便秘或使用其他缓泻剂无效者，但长期使用会对肠肌间神经丛产生损害，可加重便秘，故不宜滥用。

4. 润滑性泻药

润滑性泻药大多是无机矿物油，能滑润肠道，软化大便，使粪便易于排出，如液状石蜡、开塞露。开塞露常用于治疗功能性便秘，但是长期使用会形成依赖性，且随着时间积累，直肠对开塞露的刺激会变得越来越不敏感，效果也就越差。

三、缓泻剂的副作用

1. 顽固性便秘

对于长期服用泻药的人群，一旦停用泻药可能会导致肠壁神经感受细胞的敏感性降低，导致无法产生有效的排便反射而形成顽固性便秘。

2. 水电解质紊乱

泻药中含有大黄、番泻叶、叶酚酞等导泻成分，大量服用可能会引起腹泻病，进而导致脱水、电解质紊乱等现象。

3. 痔疮及脱肛

大剂量使用泻药或对泻药敏感性较强的人群，会损伤肠黏膜，严重时会出现疼痛、痔疮、脱肛等症状。

4. 增加大肠癌的发生风险

长期服用刺激性泻药会导致大肠上皮的黏膜细胞萎缩，可能引起结肠黑变病，增加结肠癌的风险。

技能要求

协助老年人使用开塞露

操作准备

1. 环境准备：环境整洁，温湿度适宜，必要时用屏风遮挡。
2. 物品准备：开塞露、卫生纸、尿垫、垃圾桶。
3. 照护人员准备：着装整洁，洗净并温暖双手，戴口罩、乳胶手套。

操作步骤

步骤 1 沟通

向老年人说明操作方法、目的，消除其紧张、恐惧心理，以取得合作。

步骤 2 摆放体位

协助老年人将裤子脱至膝部，取左侧卧位，臀部靠近床边，臀下垫尿垫。叮嘱老年人不要过于紧张。

步骤 3 注入药液

（1）拧开开塞露的盖帽，一手分开老年人臀部，另一手持开塞露塑料壳球部挤出少量药液润滑开塞露前端及肛门口，再将开塞露细管部分沿直肠壁插入肛门内，用力挤压开塞露塑料壳球部，将药液全部挤入肛门内。

（2）将开塞露塑料壳扔进垃圾桶，取卫生纸按压肛门 5 min。叮嘱老年人保持体位 10 ~ 15 min 后再行排便。

步骤 4 整理

整理床单元，记录使用开塞露的量及排便情况（量及次数）。

注意事项

1. 使用开塞露前，检查开塞露前端是否圆润光滑，以免损伤肛门周围组织。
2. 患有痔疮的老年人使用开塞露时，操作应轻缓并充分润滑。
3. 对本品过敏者禁用，过敏体质者慎用。
4. 开塞露不可长期使用，以免耐受而失去作用。

思考题

1. 简述影响老年人排泄的因素。
2. 简述老年人排泄异常的表现与原因。
3. 简述采集老年人二便标本的原则与目的。
4. 简述排泄异常的护理方法。
5. 简述缓泻剂的类别和应用。

培训任务 6

安全照护

学习单元 1

拐杖与轮椅的使用

技能要求

协助老年人使用拐杖

操作准备

1. 物品准备：拐杖。

2. 照护人员准备：着装整洁，洗净双手，必要时佩戴口罩。

操作步骤

步骤 1 沟通

全面了解老年人身高、体重、年龄、疾病诊断及病情进展情况。与家属充分沟通，了解老年人以往的拐杖使用情况、活动能力、活动时间等。

步骤 2 检查拐杖

在使用拐杖前，照护人员先教会老年人检查拐杖是否完好，内容包括把手有无松动、拐杖与地面接触的橡胶垫是否完好、调节高度的按钮是否锁紧等。

步骤 3 调整拐杖的高度

让老年人身体直立，以其较为自然和舒适的状态握住拐杖，使拐杖支脚垫位于脚尖前方和外侧方。

步骤 4 保护行走

（1）指导老年人使用拐杖时手握住把手，拐杖放在脚的前外侧，目视前方，保持身体直立行走。可指导老年人采用三点步行或两点步行法。

1）三点步行。伸出拐杖，先迈出患足，再迈出健足。

2）两点步行。同时伸出拐杖和患足并支撑体重，再迈出健足，拐杖与患足作为一点，与健足交替支撑体重。

（2）上楼梯时，健侧手扶楼梯扶手，拐杖放患侧，健侧下肢迈上一级楼梯，拐杖上移，最后迈患侧下肢。下楼梯时，健侧手先向前下移，拐杖下移，患侧下肢下移，最后健侧下肢下移。

（3）老年人无偏瘫时，照护人员应站在道路侧陪同行走，与其保持适当距离，在必要时给予帮助。老年人偏瘫时，照护人员应站在偏瘫肢体侧陪同行走，行走时可以拉住老年人的腰带或特制的保护腰带，防止老年人跌倒。

（4）在行走过程中，照护人员要观察有无妨碍行走的障碍物并及时清理。观察老年人有无出汗、呼吸急促、心慌等情况，询问老年人的感受，如果老年人感到疲劳应立刻休息。

步骤 5 反馈

行走结束，照护人员向老年人了解使用拐杖行走的感受、使用中存在的问题等，以便及时调整或解决。

注意事项

1. 老年人使用拐杖行走前，照护人员要告知老年人使用拐杖的注意事项。
2. 照护人员应严格遵从医生和康复师对拐杖的选择和步行的要求指导老年人。
3. 拐杖应放置在老年人随手可及的固定位置。
4. 行走中避免拉、拽老年人胳膊，以免造成老年人跌倒和骨折。

使用轮椅转运老年人

操作准备

1. 物品准备：轮椅、毛毯或保暖外衣（按季节准备）。
2. 照护人员准备：着装整洁，洗净双手，必要时佩戴口罩。

操作步骤

1. 协助老年人从床上移动到轮椅

步骤 1 向老年人解释从床上移动到轮椅的目的，取得其理解和配合。

步骤 2 检查确认轮椅各个部件完好、安全可用；将轮椅推至床边，面向床头或成 45°，翻起踏脚板，拉起制动闸以固定车轮，保证轮椅使用安全。

步骤 3 协助老年人移向床边，坐起，穿好鞋袜。协助老年人站立，并移向轮椅。

步骤 4 协助老年人坐入轮椅，调整位置，让其尽量往后坐，背靠椅背。放下脚踏板，将老年人双脚置于脚踏板上，两手臂放在轮椅扶手上，根据季节采取保暖措施，避免老年人着凉。

2. 协助老年人从轮椅移动到床上

步骤 1 向老年人解释从轮椅移动到床上的目的，取得其理解和配合。

步骤 2 拉起制动闸以固定车轮，保证轮椅使用安全；翻起踏脚板，将老年人双脚置于地面。

步骤 3 协助老年人站立，并移向床边，让其慢慢坐于床边缘，脱去外套及鞋袜后在床上卧倒，取舒适体位。

步骤 4 整理床单元，观察老年人身体状况。将轮椅归还原处，必要时做好记录。

3. 利用轮椅转运老年人

步骤 1 嘱老年人手扶住轮椅扶手，尽量靠后坐，身体勿向前倾，不要自行下车，以免跌倒。必要时可使用约束带固定。

步骤 2 下坡时采用倒车推行法，速度要慢，嘱老年人将头背部后倾并抓住扶手，以免发生意外。

步骤 3 过门槛等障碍物时，先轻轻翘起前轮，前轮越过障碍物后再轻抬后轮，向前慢慢推行。

步骤 4 到达目的地，应先拉起制动闸以固定车轮，再协助老年人站立或转移至他处，防止轮椅滑动导致老年人受伤。

注意事项

1. 照护人员必须熟悉轮椅的性能，定期检查轮椅，保持轮椅完好。使用前要再次全面检查轮椅的各个部件，以保证使用安全。

2. 天气寒冷时要注意为老年人保暖，可将毛毯直接铺在轮椅上，也可用毛毯围在老年人颈部，同时将上身及双腿包裹好。

3. 推行轮椅的速度不宜过快，避免翻车而造成老年人受伤；转运时注意避开障碍物。

学习单元 2

老年人的安全移动

知识要求

平车又称医用平车，是一种十分常见的医疗运输器材，如图 6-1 所示。平车由车架、床板、万向车轮等组成，部分平车还安装有活动软体担架、两侧护栏，前后两端可以放置输液架，供老年人输液使用。平车结构简单，使用方便，但体积较大。

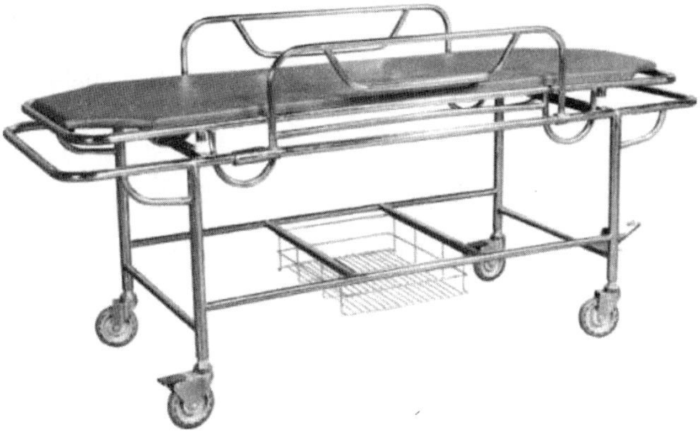

图 6-1　平车

技能要求

协助老年人移向床头

操作准备

1. 物品准备：软枕。
2. 照护人员准备：着装整洁，洗净双手，必要时佩戴口罩。

操作步骤

步骤 1 沟通

向老年人说明移向床头的目的，取得其理解和配合。

步骤 2 如老年人有导尿管、输液装置等，必须先妥善安置。

步骤 3 根据老年人的情况放平靠背，将枕头横立于床头，必要时可将盖被折叠至床尾或一侧。

步骤 4 移向床头

（1）单人操作。照护人员一手托老年人肩部，另一手托臀部，在抬起老年人的同时，嘱其双手握住床头栏杆，双脚用力蹬床面，照护人员趁势将老年人移向床头。在移动过程中不可拖拉，以免擦伤皮肤。如果老年人情况允许，嘱其取仰卧位，双手握住床头栏杆，双腿屈膝，双脚蹬床面移向床头。

（2）双人操作。两名照护人员站在老年人两侧，交叉托住老年人的颈肩部和臀部，嘱咐老年人双脚用力蹬床面，两名照护人员趁势将老年人移向床头；或两人同侧，一人托住颈、肩及腰部，另一人托住臀部及腘窝，同时抬起老年人移向床头。

步骤 5 将枕头撤去，支起靠背，观察老年人的情况并询问其感受。协助整理老年人着装及床单元。

协助老年人移向床边

操作准备

1. 物品准备：软枕、翻身枕。
2. 照护人员准备：着装整洁，洗净双手，必要时佩戴口罩。

操作步骤

步骤 1 沟通与评估

向老年人说明移向床边的目的，取得其理解和配合。

评估老年人一般情况（如健康体征、意识、认知等），如老年人有导尿管、输液装置等，必须先妥善安置。必要时可将盖被折叠至床尾或一侧。

步骤 2 移动头部

（1）单人操作。照护人员站在老年人身体一侧，将老年人双臂环抱并放置于胸前（向右翻身时，右臂在下，左臂在上；向左翻身时相反），托起老年人头部，将枕头移至床边，再慢慢地将老年人头部移至枕头上。

（2）双人操作。两名照护人员站在老年人身体同侧。一人将老年人双臂环抱并放置于胸前（向右翻身时，右臂在下，左臂在上；向左翻身时相反）；另一人托起老年人头部，将枕头移至床边，再慢慢将老年人头部移至枕头上。

步骤 3 移动身体

（1）单人操作。照护人员两腿略分开，屈膝，重心放低（以增加身体的稳定性），一手经老年人颈下抱住对侧肩部，另一手经老年人臀部抱住对侧髋部，将老年人上半身和下半身分别移向床边。

（2）双人操作。一人抱住老年人肩部，另一人抱住老年人髋部和腘窝，将老年人慢慢移向床边。

步骤 4 整理

调整老年人至舒适体位，协助整理老年人着装及床单元。

协助老年人坐起

操作准备

1. 物品准备：软枕、翻身枕。
2. 照护人员准备：着装整洁，洗净双手，必要时佩戴口罩。

操作步骤

步骤 1 沟通与评估

向老年人说明坐起的目的，取得其理解和配合。

评估老年人一般情况（如健康体征、意识、认知等），如老年人有导尿管、输液装置等，必须先妥善安置。必要时将盖被折叠至床尾或一侧。

步骤 2　协助老年人翻身转体

先协助老年人移至床边，再协助老年人翻身侧卧。若老年人身体状况允许，尽量训练老年人自主完成翻身，过程中注意保护。

步骤 3　协助老年人坐起

协助老年人将双下肢垂放到床边，照护人员一手经老年人颈下抱住对侧肩部，向上扶起，另一手扶住髋部，同时嘱咐老年人用健侧上肢支撑床面。以老年人髋部为轴，协助老年人坐起。

步骤 4　观察与整理

扶老年人在床边坐稳，观察老年人的情况，并询问其感受。协助老年人整理着装及床单元。

注意事项

1. 从卧位转换成坐位时动作要缓慢，观察老年人有无身体不适和病情变化。

2. 为留置输液、导尿管的老年人转换体位前，先将管路妥善安置固定，转换体位后注意检查管路、确保通畅。

3. 体位转换时注意保护老年人安全，避免坠床、跌倒。

4. 体重较大的老年人可使用移位带等辅助设备协助转换体位。

协助老年人站立

操作准备

1. 物品准备：软枕、翻身枕。

2. 照护人员准备：着装整洁，洗净双手，必要时佩戴口罩。

操作步骤

步骤 1　沟通

向老年人说明站立的目的，取得其理解和配合。

步骤 2　协助坐起

协助老年人穿好鞋袜，采用标准方法使其坐起。

步骤 3　扶托站立

（1）正面扶托站立。照护人员面向老年人站立，双膝夹住老年人两膝外侧，协助老年人双臂交叉套住照护人员颈部，置于照护人员肩部；照护人员屈膝，身体前倾，双手托住老年人臀部或腰部，将老年人向前向上拉起，与老年人同时用力完成抬臀、伸膝至站立状态。

（2）侧面扶托站立。照护人员站于老年人患侧，一手臂置于老年人后背并扶住腰部，另一手臂托住患侧手臂；嘱老年人健足在后，患足在前；将老年人向前向上拉起，与老年人同时用力完成抬臀、伸膝至站立状态。

步骤 4　调整重心

照护人员协助老年人调整站立重心，使其健侧肢承重，维持站立平衡。

使用平车转运老年人

操作准备

1. 物品准备：平车、被子或毛毯（按季节准备）。
2. 照护人员准备：着装整洁，洗净双手，必要时佩戴口罩。

操作步骤

步骤 1　沟通

向老年人说明转运的目的及简要情况，询问老年人是否有特殊要求，是否需要大小便，并根据需要协助排便。

步骤 2　整理物品并协助老年人移至床边

整理老年人转运时需要的物品，移开床旁桌、椅、板凳及杂物，为平车移动准备充足的空间。松开老年人身上盖被，放置一旁或床尾，协助老年人移至床边。

步骤 3　将老年人移至平车

（1）挪动法。将平车紧靠床边，大轮朝向床头，锁定车轮，固定平车。协助老年人按上身、臀部、下肢的顺序向平车移动，头部卧于大轮端。（自平车移回病床时，顺序相反，先移动下肢，再臀部，最后移上身。）

（2）单人搬运法。将平车推至床尾，锁定车轮，固定平车。照护人员立于床边，屈膝，两脚前后分开，协助老年人双臂交叉环抱于照护人员颈部；照护人员一臂自老年人腋下伸至对侧肩部外侧，另一臂伸至老年人大腿下，将其抱起，如图 6–2 所示，移步转身，将其轻放于平车中央。

（3）双人搬运法。照护人员甲一手臂托住老年人头、颈、肩部，另一手臂托住腰部；乙一手臂托住臀部，另一手臂托住腘窝处，如图 6–3 所示。两人同时托起老年人，并使其身体向照护人员倾斜，同时移步至平车，将其轻放于平车中央。

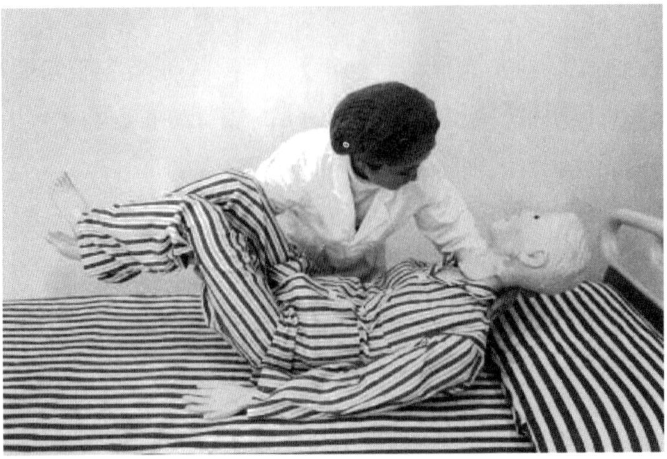

图 6–2　单人搬运

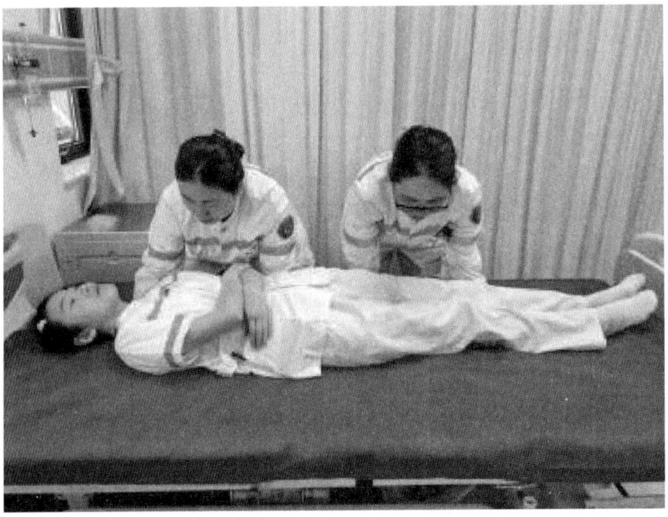

图 6–3　双人搬运

（4）三人搬运法。三位搬运者按身高顺序排列，高者在老年人头侧，使老年人头部处于高位，以减轻不适。照护人员甲托住老年人头、颈、肩和背部，乙托住腰和臀部，丙托住腘窝和小腿部，如图 6–4 所示。三人同时托起老年人，并使其身体向照护人员倾斜，同时移步至平车，将其轻放于平车中央。

步骤 4　运送老年人

为老年人盖好被子或毛毯，拉起护栏，运送老年人至指定地点。

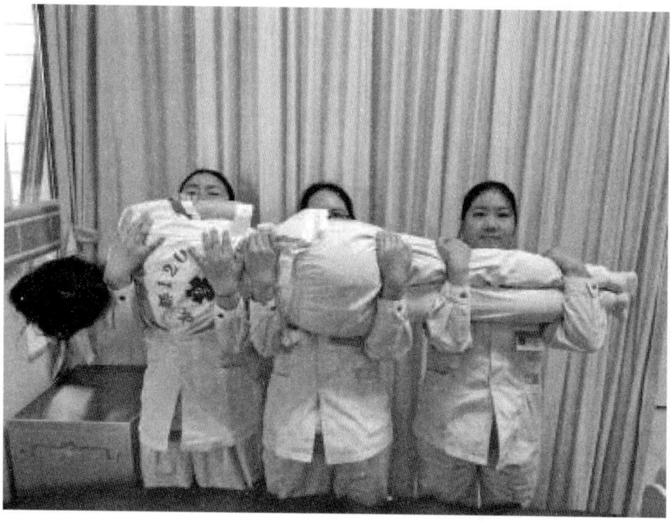

图 6-4　三人搬运

注意事项

1. 搬运过程中，动作应轻稳。多人搬运时，动作要协调一致，配合默契。
2. 上坡时老年人头在前，下坡时头在后，以免老年人头低垂而不适。
3. 天气寒冷时要注意为老年人保暖。

学习单元 3

取暖物品的安全使用

知识要求

一、热疗法的概念

热疗法是利用高于人体皮肤温度的物质作用于体表皮肤，使局部血管扩张，促进血液循环，将热带至全身，使体温升高，让人感到舒适的护理方法。

二、取暖设备的类型和优缺点

常用于保暖的用物有普通热水袋、电热水袋、电热毯、电油汀、暖宝宝、暖风机、空调等，但每种取暖物品均有自身优缺点（见表 6-1），可根据不同需求合理使用。由于均为发热物品，故在使用过程中应谨慎对待，防止老年人烫伤。对老年人来说，特别要避免低温烫伤。

表 6-1　取暖设备的类型和优缺点

类型	优点	缺点
普通热水袋	传统的取暖方式，安全性较高	使用不便，需要经常更换热水来保暖；对于末梢神经不敏感的老年人来说，有烫伤的风险

续表

类型	优点	缺点
电热水袋	电热水袋只需充电 10 min 左右，具备较长时间的保暖效果	电热水袋中正负两个电极直接和袋中液体（电解质溶液）接触，电极通电后，溶液带电加热，加热时间较短，但液体膨胀较快，容易爆炸；电极式热水袋由于两个电极直接裸露在水中，漏电风险较大，存在发生火灾事故的风险
电热毯	提高被窝温度，具有耗电量小、温度可调节、使用较方便的优点	电热毯会使毛细血管一直处于扩张状态，体内水分和盐分丢失明显，容易出现口干、咽痛、鼻孔出血、皮肤干燥、大便秘结等情况
电油汀	有很好的取暖效果，可提高房间整体温度，不产生有害气体，无运行噪声	与其他类型取暖产品相比，电油汀取暖预热时间较久，耗电量较大
暖宝宝	外观小巧，方便携带，使用简单，可以随取随用，户外也可使用	使用不当易造成低温烫伤；取暖范围小，仅限身体局部区域
暖风扇	体积小，重量轻，小范围快速供暖	耗电量大；噪声大；供暖范围有限，对提高整个房间温度作用不大
空调	取暖范围大，可以为整个家居环境供暖	热量分布不均匀，上热下凉；机械性强制吹风且加快空气中的水分蒸发，舒适度较差

技能要求

使用取暖物品为老年人睡前暖被褥

操作准备

1. 物品准备：热水袋、电热水袋、电热毯（一般选择一种即可）。
2. 照护人员准备：着装整洁，洗净双手，必要时佩戴口罩。

操作步骤

步骤 1　沟通

向老年人说明将为其睡前暖被褥，询问其是否有特殊要求。

步骤 2　使用取暖物品

将热水袋灌注热水，或将电热水袋充电加热，或打开电热毯。根据老年人个体需求，将被褥加热至老年人感觉舒适的温度。照护人员要注意探测温度在合理取暖范围，防止老年人烫伤。

步骤 3 整理

协助老年人进入被褥后取舒适体位。待老年人入睡后，应关闭取暖设备电源或取走取暖设备。

注意事项

1. 热水袋必须有外层的纺织品包袋，灌注热水量不超过热水袋总容量的 2/3；热水袋和电热水袋不可接触老年人皮肤，以距离肢体 10 cm 为宜。

2. 热水袋放置期间，应每隔 15 min 查看一次。

使用热水袋为老年人保暖

操作准备

1. 物品准备：水壶（内装 50 ℃左右的温水）、热水袋、热水袋布套、毛巾、水温计。

2. 照护人员准备：着装整洁，洗净双手，必要时佩戴口罩。

操作步骤

步骤 1 沟通

（1）携用物进入房间，将用物放在远离老年人的桌子上。

（2）向老年人说明准备为其使用热水袋保暖，询问其是否有特殊要求。

步骤 2 灌热水袋

（1）检查热水袋外观是否完好、螺旋塞是否紧密无松动。打开螺旋塞放置一旁。

（2）将水温计插入水中，勿触碰容器壁，平视水温计刻度，测量水温应在 50 ℃左右。

（3）一手捏住热水袋袋口一侧高出的边缘部分，热水袋底部接触台面，另一手持壶缓慢灌入热水，水位至热水袋总容量的 1/2 ~ 2/3。

（4）将热水袋直立，袋身缓慢下沉，旋紧螺旋塞。

（5）用毛巾擦干热水袋袋口的水迹，将热水袋袋口朝下，双手挤压袋身，检查确认热水袋袋口和袋身无漏水。

步骤 3 放置热水袋

（1）携热水袋至老年人床旁，再次检查确认热水袋无漏水。

（2）掀开盖被，将热水袋放置于距老年人足部或身体 10 cm 处。

（3）告知老年人热水袋放置的位置，提醒老年人变换体位时避免肢体触及，有任何不适及时呼叫。

注意事项

1. 热水袋必须有外层的纺织品包袋，灌注热水量不超过热水袋总容量的 2/3；热水袋不可接触老年人皮肤，以距离肢体 10 cm 为宜。

2. 热水袋放置期间，应每隔 15 min 查看一次。

学习单元 4

意外伤害的原因、预防措施及处置

知识要求

一、跌倒

跌倒是指除了双脚以外，身体的任何部位意外地与地面接触。跌倒是造成老年人意外伤害致死的主要原因之一。跌倒不仅造成老年人身体上的创伤和残疾，还有可能会导致抑郁、焦虑、恐动等心理问题。因此，照护老年人时，应重视跌倒的预防，掌握跌倒的应急处置方法。

1. 原因

（1）外在因素。老年人跌倒的外在因素主要有：路面湿滑、不平坦、不整洁，有物品羁绊；光线太暗或太亮；卫生间、浴室或楼梯缺乏扶手；物品放置过高，拿取不便；鞋子不合脚或裤腿过长；外出时人流拥挤，周围环境危险或无序。

（2）内在因素

1）生理因素。老年人发生跌倒的主要生理因素包括视力下降、平衡功能障碍、反应变慢、肌肉力量减退导致下肢乏力等。

2）心理因素。由于年龄增大或者曾经发生过跌倒，老年人可能会因害怕再次跌倒而导致正常活动受限，活动能力降低造成功能缺陷或引发其他的健康问题，发生跌倒的概率也会增大。

（3）疾病相关因素

1）病理因素。老年人常患有心脑血管等急慢性疾病，如高血压、糖尿病、心律失常等均会影响老年人的反应能力、协调能力、肌肉力量等，从而增加老年人发生跌倒的概率。此外，骨骼关节肌肉疾病也可导致老年人活动障碍或肌力减弱而发生跌倒。

2）药物因素。由于老年人患基础性疾病较多，服用药物品种也多，极易发生不良反应。一些药物可影响人体平衡从而导致跌倒的发生，如抗高血压药、治疗糖尿病的药物、抗心律失常药、镇静药、催眠药、泻药等。同时大量或多种药物混合作用也可增加跌倒的风险。

（4）其他因素。过量饮酒、洗澡时间过长、突然改变体位均可导致脑部短暂缺血而发生跌倒。

2. 预防措施

（1）定期对老年人进行跌倒风险评估。可定期由医疗专业人员对老年人进行跌倒风险评估，了解老年人的跌倒风险，实施相应的预防措施。

（2）创造老年人友好环境。应为老年人创造舒适、稳定、安全的生活环境。老年人日常活动区地面应保持清洁干燥、整洁、无障碍物；保持光线适度；卫生间、浴室、楼梯等设置扶手；常用物品放于老年人易取处；保证床、轮椅、平车、助行器等功能完好。

（3）提高老年人自身抗跌倒能力。开展心理指导，缓解老年人的恐惧心理，帮助老年人建立信心。协助老年人进行适当运动锻炼，如步态平衡和功能锻炼、强度练习、阻力练习、灵活性练习等。对高龄老年人或平衡功能稍差者，应定期给予指导，有计划地进行功能锻炼，以提高肌力，维持正确姿势。对跌倒风险高或跌倒风险有增加趋势的老年人，可使用拐杖、助行器等辅助用具，减少跌倒的风险。为老年人穿着大小适宜的鞋、裤。必要时要有照护人员陪护，以免意外发生。

（4）合理用药。老年人普遍患有多种疾病，一方面要积极治疗原发性疾病，另一方面应积极配合医生进行重点治疗，尽量减少用药类别，以降低药物带来的跌倒风险。注意有直立性低血压副作用的药物，服用后 0.5 h 内保持卧床或坐位，同时可适当补充维生素、钙片等防止骨质疏松。

3. 处置

（1）外伤止血

1）一般止血法。用碘伏溶液涂擦伤口消毒，用无菌敷料或干净透气、无黏性、吸水性好的临时敷料覆盖伤口，用手在敷料上施压 5 ~ 10 min（也可以请伤者自行按压），如图 6–5 所示。

2）加压包扎止血法。暴露伤口并消毒后，将无菌敷料或临时敷料放在伤口上，用毛巾、手绢或者衣服适当垫厚，使局部压力增大，最后用绷带、三角巾或者布条等进行缠绕，起到压迫止血的作用，如图 6–6 所示。

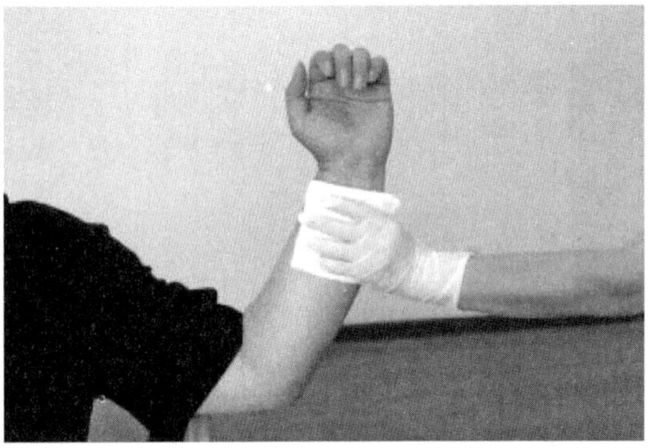

图 6–5　一般止血

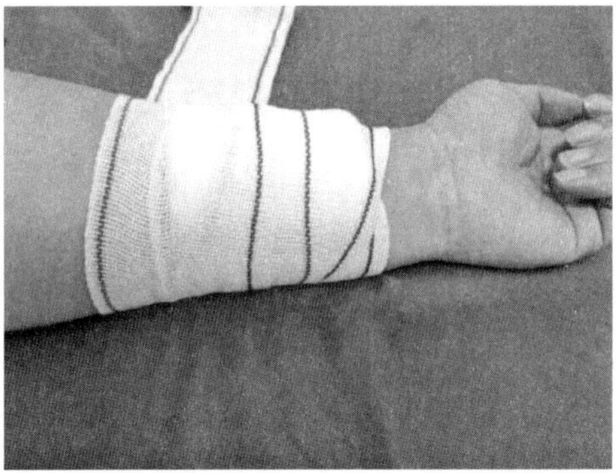

图 6–6　加压包扎止血

（2）外伤包扎

1）绷带包扎法（见表 6–2）

表 6–2　绷带包扎方法

图示	说明
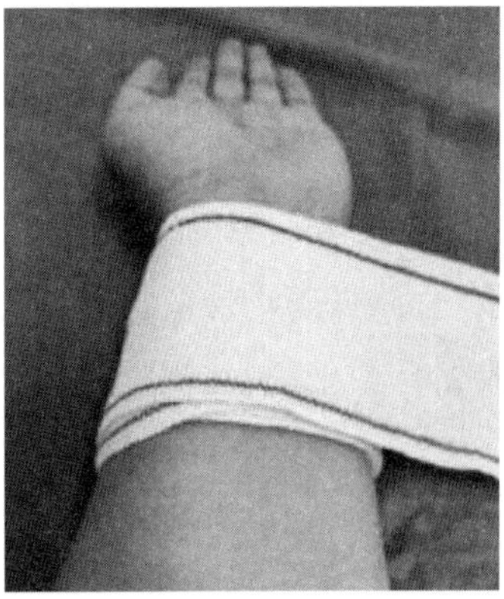	环形包扎法 在包扎原处环形缠绕，最后剪开带尾分成两条打结固定，或用胶布固定 适用于颈、胸、腕部的包扎

续表

图示	说明
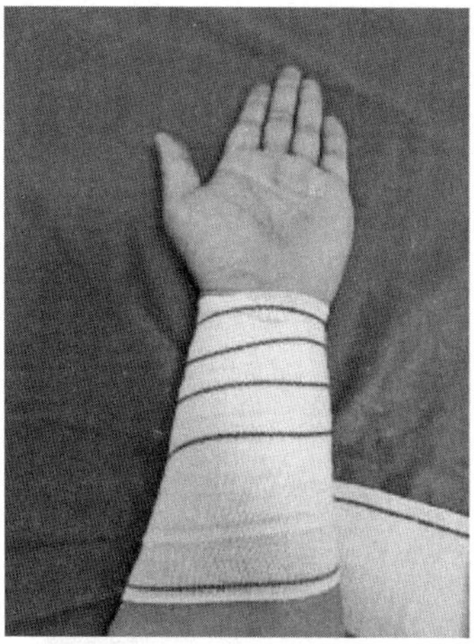	蛇形包扎法 斜行环绕，每周间留空隙，互不遮盖 适用于临时简单包扎
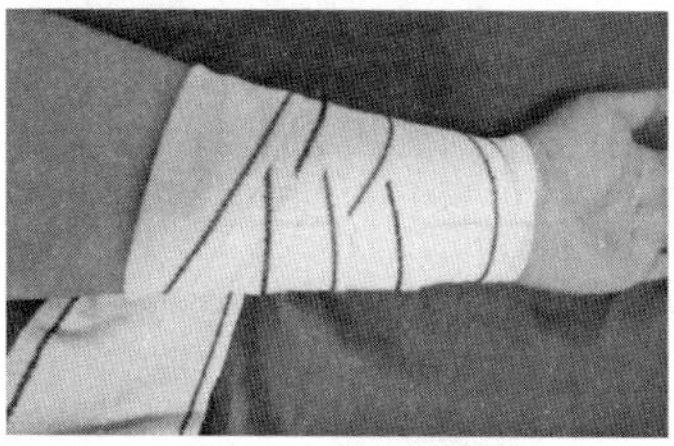	螺旋反折形包扎法 螺形缠绕，后周遮盖前周的 1/3～1/2，每周反折约成等腰三角形 适用于径围不一致的前臂和小腿包扎
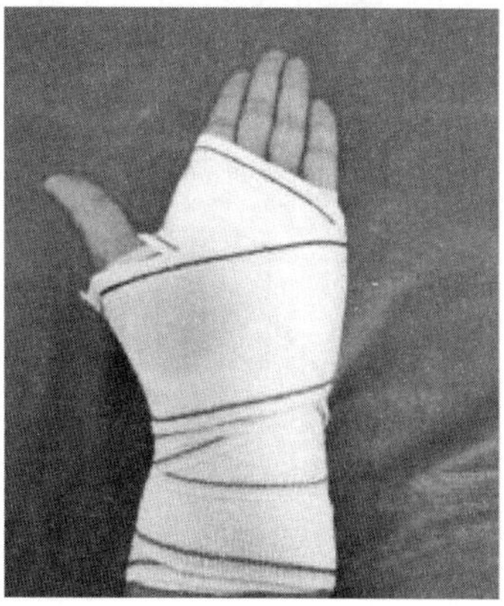	“8”字形包扎法 包扎时一圈向上，一圈向下，每一圈在关节的曲面与上一圈相交，并重叠上一圈的 1/3～1/2，重复做“8”字形旋转缠绕 适用于膝、踝、肘等关节部位包扎

2）三角巾包扎法

①头部帽式包扎法。敷料覆于伤处；将三角巾底边反折 1～2 横指宽，置于眉弓上缘，顶角垂于枕后；拉紧底边，经双侧耳上于枕后交叉，压住顶角；将顶角一并绕至额部打结，如图 6–7 所示。

②单肩燕尾式包扎法。敷料覆于伤处；三角巾折成燕尾式，后角压前角，后角大于前角；燕尾夹角对准负伤人员颈部，平铺于敷料上方；拉紧两燕尾角于对侧腋下打

结，再将两燕尾底角环绕上臂上 1/3 处相遇打结，如图 6–8 所示。

③胸（背）部包扎法。敷料覆于伤处；三角巾底边内折 1 ~ 2 cm，压住敷料，顶角朝上对准伤侧锁骨中线；拉紧两底角相遇打结；顶角系带越过伤侧肩部，与底边一并打结，如图 6–9 所示。

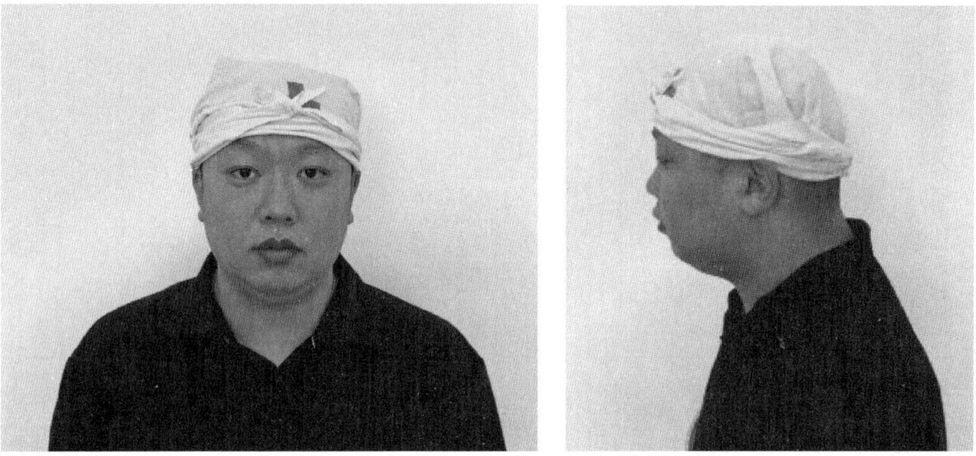

图 6–7　头部包扎

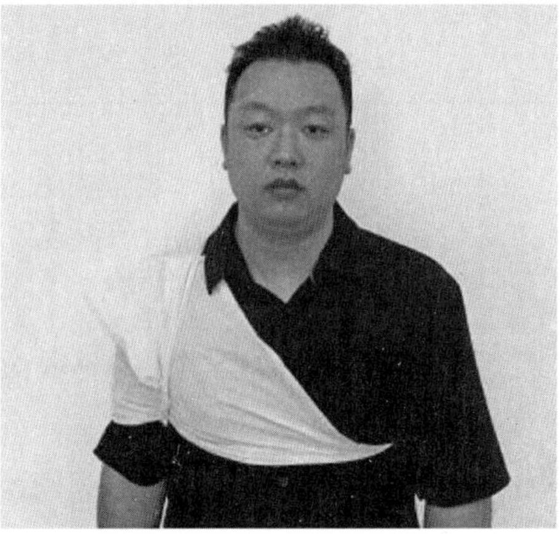

图 6–8　单肩包扎

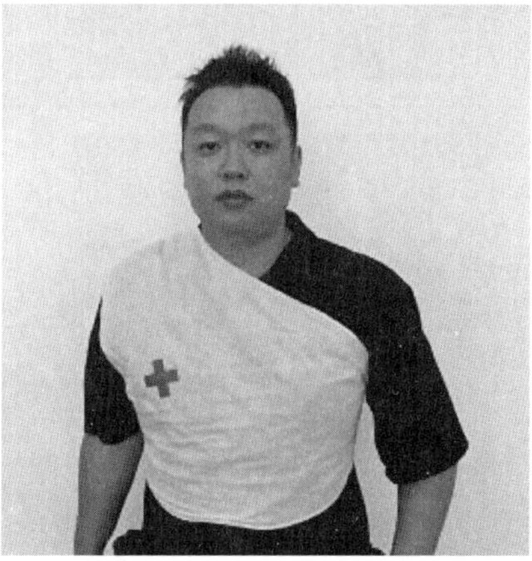

图 6–9　胸（背）部包扎

（3）注意事项

1）包扎伤口时，先简单清创并盖上消毒纱布，再用绷带等包扎。操作时要小心谨慎，不要触及伤口，以免加重疼痛或导致伤口出血或伤口感染。

2）包扎时松紧要适宜，过紧会影响局部血液循环，过松易导致敷料脱落或移动。

3）绷带固定的结应放在肢体的外侧面，忌在伤口、骨隆突处或易受压的部位打结。

4）包扎四肢应将指（趾）端外露，以便观察血液循环，如有异常及时就医。

二、坠床

坠床是指卧床的人非计划性摔倒至床下。老年人因自身平衡机能减退，动作不连贯，在翻身或起床时对突然发生的意外不能快速做出反应，极易出现坠床事件。坠床会影响老年人的健康和生活自理能力，是危及健康及生命安全的严重问题。坠床属于照护不良事件的范畴。

1. 原因

（1）外在因素。老年人坠床的外在因素主要有：老年人进入新环境后，如新搬家或住院后，对环境不熟悉；病床未固定、无护栏；床摇手未放回；床面过高；地面湿滑、不平整、有杂物；房间光线太暗或太亮。

（2）内在因素。随着年龄的增长，老年人生理机能退化，肢体的协调能力变差，关节运动不灵活，对于周围环境无法做出正确判断，普遍出现视力下降、反应变慢、平衡能力下降等问题，这些问题和变化均为老年人发生坠床的内在生理因素。

（3）疾病相关因素

1）病理因素。老年人常出现的直立性低血压、低血糖、一过性脑缺血发作、意识不清或存在意识障碍等病理因素增加了坠床发生的风险。

2）药物因素。研究表明，降糖药、降压药、利尿药、缓泻剂、抗抑郁药、镇静药、化疗药等药物的使用对人体的精神、视力、血压、平衡能力等有较明显的负面影响，大大增加了坠床的风险。

（4）安全意识。对坠床的安全管理意识薄弱、安全管理不到位是引发老年人意外坠床的重要因素。有下列疾病的老年人要重点预防坠床：患精神疾病，如出现幻觉，有妄想症、躁狂症等；麻醉未清醒；颅脑损伤、颅内压增高；使用特殊药物，如阿托品、氯胺酮等；气管切开；谵妄、浅昏迷、肝昏迷；等等。

2. 预防措施

（1）创造安全舒适的外部环境。维持老年人熟悉的床旁设置，将老年人惯用的物品置于床旁易于拿取的位置；选择高度适宜、大小合适的床铺；活动不便的老年人床铺不宜太软；保持房间地面干燥整洁、光线适宜，必要时加用床挡。

（2）保证睡眠安全。为保证老年人睡眠时翻身的安全，应设置床挡或者在床旁用椅子挡护；如果发现老年人挨近床边缘时，要及时挡护，必要时把其推向床中央以防坠床摔伤。患有心脑血管、糖尿病等基础疾病的老年人容易发生脑缺血、直立性低血压、低血糖等情况，下床活动时应嘱咐其动作要缓慢，防止眩晕和不稳定，睡醒后不宜立即起床，应先在床上活动一下手脚。对于在睡前服过安眠药的老年人须特别嘱咐，醒后应短时睁眼静卧，适应周围环境或灯光后再改变体位。

（3）提高防坠床的安全意识

1）对于患有妄想、幻觉、烦躁、昏迷等精神症状的老年人，要密切观察其神志变化，必要时可使用约束带进行保护性约束。

2）对于使用特殊药物的老年人，要严格控制剂量并观察病情，必要时报告医务人员。

3）对于气管切开的躁动老年人，可适当使用约束带并拉起床栏，避免坠床。

（4）规范使用约束带。选择合理的约束部位，保证约束方式正确。保持约束肢体的功能位及一定活动度，约束用具松紧度以能容纳 1 ~ 2 横指为宜，约束部位应注意皮肤保护。使用过程中要密切观察，为预防并发症及意外情况的发生，须做到以下几点。

1）每 2 h 观察 1 次约束部位血液循环情况并记录，根据情况进行约束部位松解，时间 15 ~ 30 min，被约束肢体至少每 4 h 被动活动一次。

2）按时重新评估停止约束或减少约束的可能性。

3）约束用具应固定在老年人不可及处，不应固定于可移动物体上。

4）约束期间注重向老年人及其家属做好解释工作。

3. 处置

（1）骨折固定。在对骨折部位进行固定时，夹板的长度与宽度要与骨折的肢体相适应，其长度必须超过骨折处上下两个关节。固定时，除骨折部位上下两端外，还要固定上下两个关节。固定结应放在肢体外侧面，忌放在伤口处、骨隆突处或易于受压部位。固定位置准确，松紧适宜，确保末梢血运正常。不同部位的骨折固定方法见表 6–3。

表 6–3　　不同部位的骨折固定方法

骨折部位	固定方法
锁骨	一侧锁骨骨折：用三角巾把患侧手臂悬兜在胸前 双侧锁骨骨折：用敷料或毛巾垫于两腋前上方，将三角巾叠成带状，两端分别绕两肩呈“8”字形，拉紧三角巾的两头在背后打结，并尽量使双肩后张
前臂	取两块夹板，长度超过肘关节至腕关节的长度，分别置于前臂内外侧，上下两端用绷带固定。协助老年人屈肘 90°，再用绷带悬吊于胸前，置于功能位

续表

骨折部位	固定方法
肱骨	用长短两块夹板，长夹板置于上臂后外侧，短夹板置于上臂前内侧，用绷带在骨折部位上下段固定，将肘关节屈曲 90°，使上臂处于中立位，用三角巾将上肢悬吊固定于胸前
大腿	把长夹板（长度等于足跟至腰部或腋窝）放在患腿外侧，另用一短夹板（长度自足跟到大腿根部）放在患腿内侧，关节与空隙部位加棉垫，用绷带分段固定

（2）骨折搬运。骨折固定后应避免不必要的搬动，不可强制老年人进行活动，若老年人为腰部骨折或下肢骨折，切勿随意移动，应拨打就医电话并报告，待医务人员到场后再配合进行下一步处理。如果情况特殊，在老年人身体条件允许的情况下必须搬运，可采用以下方法，注意按口令同时用力，保持平稳，减少意外伤害的发生。

1）四手坐抬式。两名照护人员面对老年人分别站在老年人两侧，并分别用右手抓住自己左手的手腕，再用左手抓住对面照护人员的右手手腕，形成一个“座位”，然后蹲在老年人的后面，让老年人将双侧手臂扶在两名照护人员的肩上，然后坐稳在“座位”上，两名照护人员同时站起，行进时先同时迈出前面的脚，侧身前行，保持平稳，如图 6–10 所示。该方法适用于意识清楚且没有脊柱或手部损伤的骨折老年人。

2）双人拉车式。一名照护人员站在老年人的背后将两手从老年人腋下穿过，把老年人两前臂交叉于胸前，再抓住老年人的手腕，把老年人抱在怀中；另一照护人员反身站在老年人两腿中间，将老年人两腿抬起；两名照护人员一前一后行走，如图 6–11 所示。该方法适用于意识清楚且没有脊柱或腿部损伤的骨折老年人。

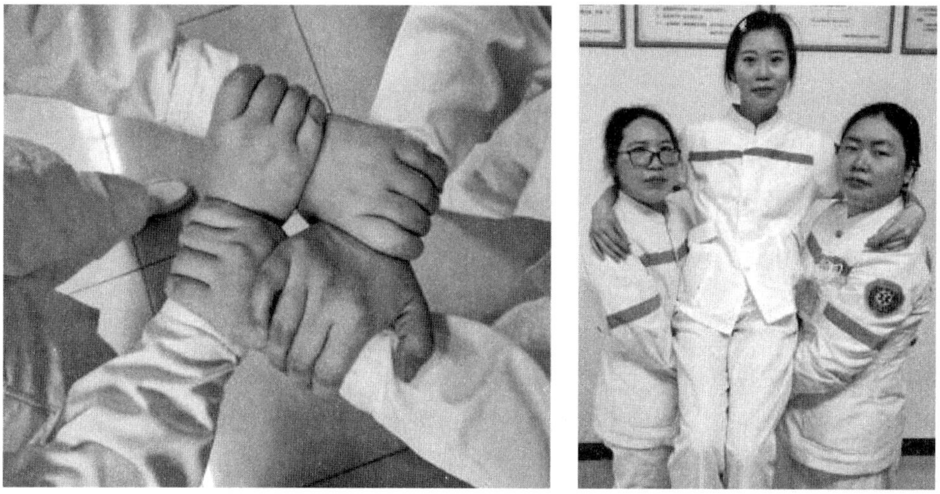

图 6–10　四手坐抬式

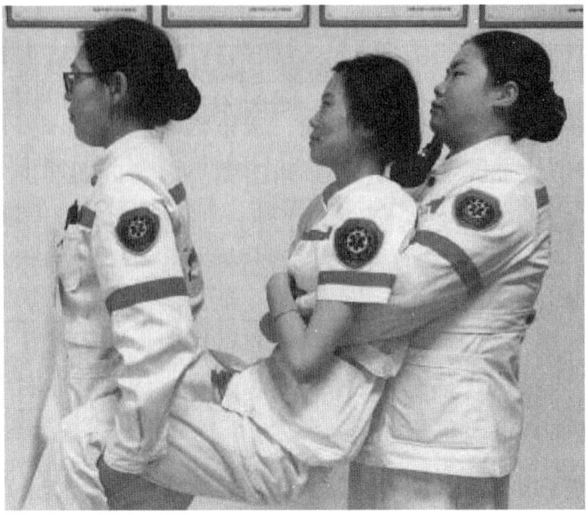

图 6–11　双人拉车式

三、烧烫伤

烧烫伤是指因热力，包括热液（水、汤、油等）、蒸汽、高温气体、火焰等造成的组织损伤。烧烫伤的主要临床表现为皮肤红肿、水疱、疼痛，及时治疗一般预后良好，但老年人行动不便，且受伤后容易发生并发症，引起原有疾病的加重。

1. 原因

（1）外在因素。热液和火焰伤是发生烧烫伤的主要原因。由于家用电器的日益普及，老年人电烧伤引起的伤害也较为常见。此外，因长时间接触低热热源（如热水袋、暖宝宝、电热毯等）而导致的低热烧烫伤也很普遍。

（2）内在因素。生活部分自理或完全不能自理者、肢体感知觉障碍者是烧烫伤高危人群。随着年龄增长，皮肤对温度、疼痛感觉迟钝，对不良刺激的反应和免疫功能下降，易发生烧烫伤事故，且初期不易被察觉。

2. 预防措施

（1）防止热液倾倒。告知老年人在烹饪或烧水时不要急着移动盛有热液的容器，且溶液不要超过容器的 2/3，使用的容器要轻巧、便于把持，同时根据自身情况控制热液的量，以防把持不稳、颤抖而将热液倾倒、泼洒，导致受伤。

（2）用电用火安全教育。向老年人宣传用电用火的安全知识，强调不要在电热器具和火源旁放置易燃物品；及时检修、淘汰陈旧的电器；不在床上吸烟、点火及临睡前用火等。家属在购置新型的炊具和电热器具、燃气具时，应评估老年人是否能正确掌握使用方法，避免安全隐患。对记忆力明显减退的老年人，应尽量选择带有过热、超时断电保护或提醒功能的电器。此外，应选用有鸣叫提醒功能的电器，在用火时使用定时闹钟或在显眼处挂上警示标志，减少因遗忘引发的意外。

（3）预防低温烫伤。患有糖尿病等感觉功能减退的老年人，在使用热水时应先调试好温度，必要时须先使用温度计测温。使用热水袋时，水温应控制在 50 ℃以下，确保外包物固定牢靠并防止漏水，严禁直接接触皮肤，注意观察并经常更换位置。使用热疗保健器械，如频谱仪、红外线治疗仪时，距离应保持 30 ~ 50 cm，时间不应超过 30 min，以免发生低温烫伤。

3. 处置

（1）常规方法。一般采用湿冷敷。

1）暴露患处，注意保暖，垫治疗巾于患部下方。

2）局部涂凡士林、盖纱布。

3）敷布放于盆内，浸于冰水中，用敷钳拧敷布至不滴水为止，再将敷布折叠，敷小局部，置塑料纸，盖上棉垫。

4）3 ~ 5 min 更换 1 次敷布，一般敷 3 次。

5）敷毕，揭开纱布，擦去凡士林。

（2）注意事项

1）若穿着衣裤或鞋袜的部位被烫伤，切记不要急于脱去被烫部位的衣裤或鞋袜，以免造成表皮脱落。应先用冷水隔着衣裤或鞋袜浇淋伤处及周围，然后再用剪刀剪开衣裤或袜子，进行冷却治疗。

2）冷却治疗期间要为老年人保暖，以免着凉。

四、噎食或误吸

噎食是指食物堵塞咽喉部或卡在食道的第一狭窄处，甚至误入气管，严重时可引起窒息。误吸是指误将外界物质（如食物、塑料、金属等）吸入气管或支气管内，是老年人生活中常见的急性意外事件。异物进入时以发生剧烈的阵发性咳嗽为首发表现，双手往往在胸前呈“V”字形，表情痛苦，并可出现气喘、声断、发绀和呼吸困难，严重时可能会在极短时间内猝死。如果是瓜子、黄豆等小而滑的物品进入气道，可在咳嗽时听到异物向上撞击的拍击声，手放在喉气管前可有振动感。

1. 原因

随着年龄的增加，老年人机体功能逐渐衰退，咀嚼能力较差，且咽喉部肌群协调能力下降、肌肉松弛，导致感觉迟钝、吞咽呼吸动作不够协调，异物易进入气道发生误吸，特别是在吃软糖、年糕等团块食物时。此外，长期卧床的老年人平躺或半卧位进食也容易引起噎食与误吸。合并有脑梗、脑出血等心脑血管疾病、肺基础病，伴肺功能低下的老年人进食或服药时，呼吸频率加快也是造成噎食与误吸的重要原因之一。

2. 预防措施

（1）饮食指导。选择适合老年人的饮食类别，一般以质软、易咀嚼的食物为宜。吞咽困难的老年人可选择流质饮食。如果发生呛咳的可能性大，可加入凝固粉（淀粉类）搅拌，使之形成糊状再食用。戴有义齿的老年人尽量不要食用黏性食物。吃干食发噎者，进食前准备水或饮料。鱼肉类宜去刺去骨，加工成肉糜、肉丸后食用。少吃青团、元宵（汤圆）等糯米类食物，少吃瓜子、花生、豆类等易滑入气道的食物。

（2）取合适体位进食。吃东西时上身要坐正，头往前微倾，桌面高度适宜，椅子最好要有椅背。偏瘫老年人的座椅最好有扶手，手部及背部垫枕头使其坐正。进食时提醒老年人集中注意力，一次放入口中的食物要适量，细嚼慢咽，避免进食时谈笑和进食过急。

（3）其他。如果是失智老年人，应该把容易吸入的小物品置于老年人拿不到的地方。对于昏迷或全麻后未清醒的老年人，要细心照护，预先取下义齿。老年人呕吐时，应将其头偏向一侧，以免呕吐物吸入气道。

3. 处置

异物误吸入气道后，首先可采取海姆立克急救法，如老年人出现意识障碍、心搏骤停，立即行心肺复苏术，并视情况拨打“120”。

技能要求

海姆立克急救法

操作步骤

步骤 1 照护人员以前腿（置于老年人两腿之间）微屈、后腿蹬的姿势站在老年人背后，使老年人靠坐在照护人员弯起的大腿上，并让其身体略前倾，嘴张开，如图 6–12 所示。

步骤 2　将双臂分别从老年人两腋下前伸并环抱老年人。同时左手握拳，右手从前方握住左拳，使左拳虎口贴在老年人剑突与肚脐之间的上腹部中央。

步骤 3　快速用力收紧双臂，用左拳虎口向老年人上腹部内上方冲击，使其上腹部下陷，腹压升高，迫使膈肌上升而挤压肺及支气管，使气道内产生一定的气流。

步骤 4　施压完毕后立即放松手臂，再重复操作，直到气道内异物被排出。

步骤 5　如果老年人气道内异物无法排出，因缺氧导致心搏骤停，立即为老年人实施心肺复苏。

步骤 6　异物排出后，安置老年人取舒适体位，记录操作情况。

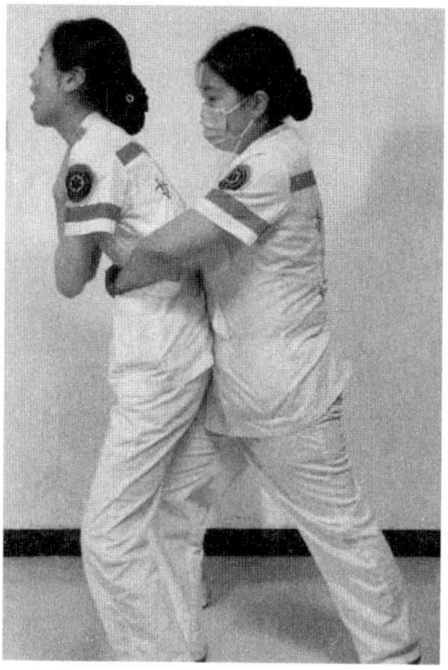

图 6–12　海姆立克急救法站立姿势

注意事项

1. 在操作时掌握好力度，海姆立克操作虽卓有成效，但也可能产生并发症，如肋骨骨折、腹腔或胸腔内脏破裂或撕裂。

2. 使用此方法成功抢救老年人后，应询问老年人有无不适，检查老年人有无并发症的发生。

心肺复苏术

操作准备

物品准备：血压计、听诊器等。

操作步骤

步骤 1　评估

呼叫，拍打老年人肩部（轻拍重喊），测脉搏，同时脸贴近老年人口鼻，视线看向胸廓，判断呼吸。判断有无呼吸要在 10 s 内完成。

步骤 2　去枕松衣

使老年人平躺，去枕。解衣领、松裤带、暴露胸廓。若为女性，则松开其内衣。

步骤 3　胸外按压

照护人员掌根部位于老年人胸骨中线与两乳头连线交点或胸骨下半部，双手交叠，肘关节伸直，身体以髋关节为支点，双上肢与老年人水平面垂直。按压手法要领为：扣（手指交叉），翘（下手指上翘），看（看呼吸），直（身体直、手臂直），直（眼睛直视老年人）。按压应使胸骨下陷至少 5 cm，每次按压后使胸廓完全反弹；按压频率为 100 ~ 120 次 /min。

胸外按压如图 6–13 所示。

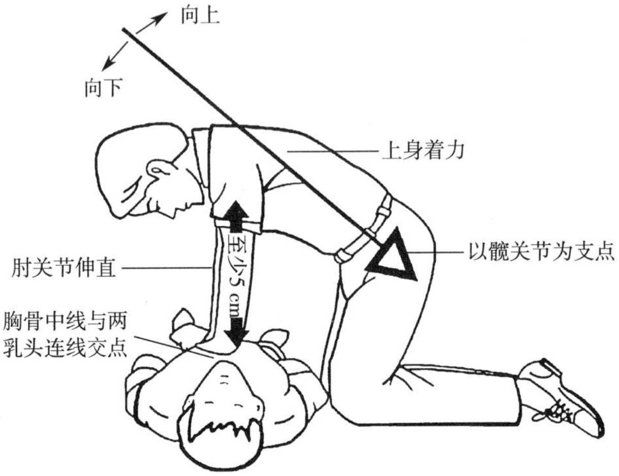

图 6–13　胸外按压

步骤 4　人工呼吸

常用仰面举颌法开放气道，如图 6–14 所示。

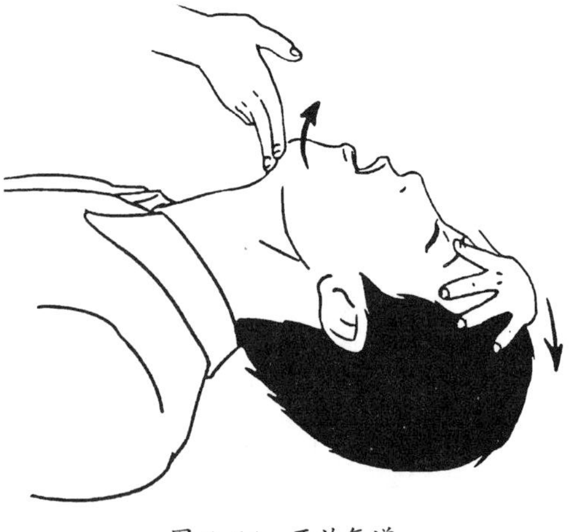

图 6–14　开放气道

照护人员一手捏住老年人鼻子，另一手撑口（手掌不压迫颈部），深吸气，口密封（盖住老年人整个口周）送气，送气时间为 1 s，并观察胸廓有无抬起，抬头，松鼻，保持老年人头后仰。

胸外按压和人工通气的比例是 30∶2，也就是给予老年人 30 次胸外按压之后，予以 2 次的人工通气。

步骤 5　判断

用右手食指、中指触摸颈动脉数十秒，如自主呼吸恢复，颈动脉波动恢复，立即报告，同时测量血压。

确认老年人已恢复自主呼吸，对其进行心理安抚。

步骤 6　整理记录

整理老年人衣服，垫枕，合理安置老年人。洗手，记录操作情况。

思考题

1. 简述拐杖与轮椅的使用方法。
2. 简述老年人安全移动的要点。
3. 简述取暖设备的类型和优缺点。
4. 简述不同部位骨折固定的要点。
5. 简述海姆立克急救法的操作方法和注意事项。

培训任务 7

常用照护技术

学习单元 1

给药照护

知识要求

口服给药方便、安全、经济，是老年人常用的给药途径。药物口服后经胃肠道黏膜吸收入血，从而达到局部和全身治疗的目的，但因口服给药吸收较慢而且不规则，所以不适用于急救、意识不清、频繁呕吐、禁食等状态下的老年人。

一、口服药物的剂型与服药时间

1. 常用口服药物剂型

口服药物分为固体剂型和液体剂型，固体剂型包括片剂、丸剂、散剂、胶囊等；液体剂型包括口服液、酊剂、合剂等。

2. 老年人服药时间

为老年人选择合适的用药时间，提高疗效，减少毒副作用。一般遵医嘱按时提醒或协助老年人服药。

二、协助老年人按时服药

1. 定期全面评估老年人用药情况

（1）用药史。既往和现在用药情况，包括药物名称、剂量、用法、服用时间、效果，有无药物过敏史等。

（2）各脏器功能状态。各脏器是否有手术史，有无引起副作用的药物。

（3）服药能力。视力、听力、阅读力、理解力、记忆力、口腔状态、吞咽功能、手足运动功能等。

（4）心理社会状况。家庭经济状况及家属支持情况、对药物有无依赖或其他心理反应等。

（5）个人特点。个人文化程度、饮食习惯、睡眠习惯，有无烟、酒、茶嗜好等。

2. 不按时、不规范服药的表现与原因分析

（1）不按时、不规范服药的表现

1）服药剂量过大或过小。

2）不规则服药，如改变服药时间、间隔服药或漏服。

3）停药太快或擅自停药。

4）合并使用处方药与非处方药，或擅自服用违禁药。

5）服用处方药时饮酒、吸烟不节制等。

（2）老年人不按时、不规范服药的原因

1）年龄大，理解、记忆力减退。

2）对用药认识不足。

3）同时服用多种药，易混淆或记错。

4）经济收入低，无力购买药物。

5）家属和照顾者的支持、关心不够。

3. 安全用药指导

（1）详细解释药物的治疗作用，可能出现的不良反应、结果及应对方法，尽量消除老年人的疑虑。建立良好的照护关系，增强老年人的信任感。

（2）指导老年人采取防止漏用、错用药物的措施，如把药物放在水壶、饭桌等经常接触或显眼的地方，将剂量、次数等用大号字体标记，用药物分装盒把每周应服用的药物按每日早、中、晚配放，放置在易于取用的地方。

（3）详细解释用药方法、剂量和注意事项，训练老年人掌握正确用药方法，观察

老年人是否能正确复述和操作。对孤寡独居、活动不便的老年人，应协助其取得家属、邻居和社区服务机构的帮助，定时提醒和协助老年人用药。

（4）强调遵医嘱规范用药的重要性。注意服药时间和服药间隔，坚持按时、按量服药。改变药物剂量或方案时，须征得医务人员的同意，不擅自增减药量或停药。不滥用滋补药、保健药、抗衰老药、维生素等。体弱多病者可在医护人员的指导下适当使用保健药，但不可盲目服用或过度服用，以免发生不良反应。服药期间吸烟、饮酒要有节制，或遵医嘱禁烟、禁酒；注意药物与食物间的相互作用。

（5）定期帮助老年人整理药物，丢弃过期变质药品，保留常用药和正在服用的药品，必要时帮助老年人保管药品。

（6）多与老年人交谈、沟通，鼓励老年人诉说服药感受，如服药后的不适或异常感觉。发现老年人存在不自觉否定疾病、忘记有病、对药物治疗有错误认识或恐惧感、不愿服药等情况时，与其进行充分沟通，帮助其解除疑虑，督促其用药。

（7）学会观察病情和管理药物。注意观察老年人服药后的药物疗效及不良反应，对易引起过敏及毒副反应较大的药物，应加强用药前的询问和用药后的观察，并做记录。

三、用药后的观察

1. 口服用药后的观察要点

照护人员应了解老年人的医疗诊断、病情、药物治疗作用、可能出现的不良反应等。通过询问老年人自我感觉及观察其行为，判断其是否达到药物治疗的预期目标或出现不良反应。口服用药后的观察要点见表 7–1。

表 7–1　口服用药后的观察要点

身体器官	观察要点
心血管系统	观察老年人心前区疼痛、胸闷、心慌等自觉症状是否减轻，发作频率是否改变；有无头晕、乏力、晕厥等现象发生
呼吸系统	观察体温变化，了解感染控制情况；咳嗽的程度和伴随症状；痰液的色和量、气味和有无咯血等肉眼可见的变化
消化系统	观察老年人食欲，恶心、呕吐程度，腹痛、腹泻、发热症状，如严重呕吐时须注意观察尿量，准确记录每日饮水量和排尿量
泌尿系统	观察尿量、排尿次数、尿色及排尿时伴随的症状，有无尿频、尿急、尿痛及血尿症状

续表

身体器官	观察要点
血液系统	观察贫血的程度，通过头晕、耳鸣、疲乏无力、活动后心悸、气促等情况判断贫血的程度；观察老年人皮肤黏膜瘀点、瘀斑、消化道出血等情况，判断疾病是否好转
内分泌及代谢系统	服用降糖药要观察老年人有无心慌、出汗、嗜睡、昏迷等低血糖症状；服用治疗代谢疾病的药物要观察身体外形（如突眼、毛发异常）是否逐渐恢复正常
神经系统	观察老年人头疼、头晕的程度变化；是否有伴随症状，如呕吐、神志变化、肢体抽搐；嗜睡、昏睡和昏迷情况；发音困难、语音不清、语言表达不清等语言障碍的程度变化；肢体随意活动能力的变化
其他	观察四肢及脊柱关节疼痛与肿胀的程度，关节僵硬程度，活动受限程度

2. 用药后的不良反应观察

（1）精神症状。老年人中枢神经系统对某些药物敏感性增强，可引起抑郁、痴呆等精神症状。如长期服用镇静安眠药易引起神经系统抑制，表现为嗜睡、四肢无力、神经模糊等。

（2）直立性低血压。因老年人血管运动中枢调节功能不灵敏，压力感受器发生功能障碍，老年人即使不受药物的影响，也会因体位的突然改变而产生头晕。当使用降压药、利尿剂等药物时，更容易发生直立性低血压。

（3）尿潴留。老年人使用抗胆碱能药物、三环类抗抑郁药等，容易导致尿潴留。此外，服用强效利尿剂可使患有前列腺增生的老年人出现尿潴留。

技能要求

为老年人喂药

操作准备

1. 物品准备：药物、药杯、药匙、滴管、量杯、吸管、水壶（内盛温开水）、水杯、记录本、笔。

2. 照护人员准备：着装整洁，洗净双手，必要时佩戴口罩。

操作步骤

步骤 1 沟通

询问老年人是否明确服药目的及配合方法，必要时协助其洗净双手。向老年人说明服药时间、本次服药名称及用量，询问其是否有特殊需求。

步骤 2 选择合适体位

根据老年人具体情况选择适当的体位。

步骤 3 摆放药物

根据药物的剂型，采取不同的取药方法。配药完毕应核对，发药前再次核对。

（1）固体药。用药匙取出所需药量，放入药杯。

（2）液体药。摇匀药液，打开瓶盖。一手拿量杯，拇指指尖置于所需刻度；另一手持药瓶，瓶签向上（掌心），倒药液至所需刻度处，再将药液倒入药杯。油剂或不足 1 mL（按滴计算，1 mL 通常为 15 滴）的药液一般用滴管吸取。

步骤 4 发放及协助服药

（1）在规定时间内携带药杯、水杯（内盛适量温开水）至老年人床前。

（2）将水杯递给老年人，协助其正确服用药物并给予用药指导。

1）服用多种药品时，可分次吞服，以免发生误咽。

2）药物刺激性大或异味较重时可将其溶解于水，用吸管饮服，用药后可少量饮水，以减轻不适感。

3）吞咽片剂或胶囊有困难时，可选用液体剂型，如冲剂、口服液等。

（3）确认老年人已吞咽药物。

（4）再次核对药物，收回药杯，为老年人取舒适体位。

步骤 5 整理记录

（1）药杯放入消毒液浸泡消毒备用，油剂的药杯先用纸擦净再做初步消毒，一次性药杯经集中消毒后按规定处理。

（2）观察并记录老年人用药后的反应。

学习单元 2

健康体征观察与测量

知识要求

健康体征包括生命体征（体温、脉搏、呼吸、血压）与血糖，是机体内在活动的客观反映，是评价机体状况正常与否的可靠指标。正常情况下，健康体征在一定范围内相对稳定，变化很小，但病理情况下可发生不同程度的改变。通过评估健康体征，可了解疾病的发生、发展及转归，为预防、诊断、治疗、护理提供依据。

一、体温

体温是物质代谢的产物，正常人的体温相对恒定。照护人员学习老年人体温的正常值和体温的影响因素后，应能熟练地为老年人测量体温。

1. 正常体温

正常体温是指一定的温度范围（见表 7–2），不是一个具体的数值。临床常以腋窝、口腔、直肠等处的温度来代表体温，其中直肠温度（肛温）最接近人体深部温度，但腋下温度（腋温）、口腔温度（口温）的测量更为方便。

表 7-2 成人体温正常范围及平均值 ℃

部位	平均温度	正常范围
腋温	36.5	36.0 ~ 37.0
口温	37.0	36.3 ~ 37.2
肛温	37.5	36.5 ~ 37.7

2. 生理变化

体温可随年龄、性别、昼夜、情绪等因素变化而在一定范围内出现生理性波动，但其波动范围很小。

（1）年龄。老年人由于代谢率低，体温常在正常范围的低值。

（2）性别。一般女性的体温略高于男性。

（3）昼夜。人体的体温在 24 h 内呈周期性波动，但波动范围不超过 0.5 ~ 1.0 ℃，一般 2—6 时较低，16—20 时较高。这种昼夜的节律性变化与人体活动的生物节律有关。

（4）情绪。激动、紧张可使交感神经兴奋，机体代谢率增高，导致体温呈一过性升高。

（5）运动。运动时体温升高，与肌肉活动时代谢能力增强、产热量增加有关。

（6）环境。外界环境温度的高低直接影响体温。

此外，睡眠、进食、服用镇静剂等均会对体温产生影响，在测量体温时应加以考虑。

3. 体温过高的评估

体温过高又称发热，以口腔温度为例，发热程度可分为：低热 37.3 ~ 38.0 ℃，中等热 38.1 ~ 39.0 ℃，高热 39.1 ~ 41.0 ℃，超高热 41 ℃及以上。此外，发热还常有一些伴随症状，如出现淋巴结、肝、脾肿大，关节肿痛，单纯疱疹，皮疹等。

相关链接

电子体温计的使用

电子体温计（见图 7-1）能快速准确地测量人体体温，与传统的水银玻璃体温计相比，具有读数方便、测量时间短、测量精度高、能记忆、有蜂鸣提示等优点。

电子体温计使用前用酒精对体温计前端感温部分进行擦拭消毒。随后按压开关，蜂鸣器马上发出蜂鸣音，显示器可显示待测符号（不同品牌的产品有不同提示），此时将体温计放入测量部位。当体温上升速度在一定时间内小于0.1 ℃时，体温计发出蜂鸣提示声提示测量完毕，可以读取显示的体温值。测量结束后及时按压电源键关闭电源。

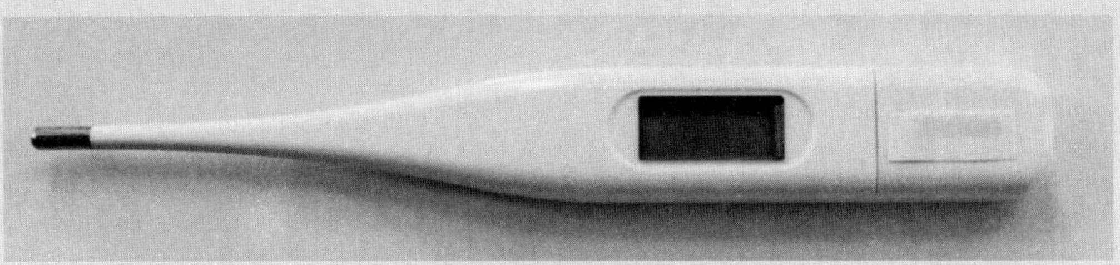

图 7-1　电子体温计

二、脉搏

脉搏是指心脏收缩时，由于输出血液的冲击引起的动脉的跳动。

1. 正常脉率

脉率是指每分钟脉搏搏动的次数。正常成人在安静状态下脉率为 60 ~ 100 次 /min。脉率受多重因素影响，在一定范围内波动。

2. 生理变化

（1）年龄。一般到老年时脉率有轻度增加，80 岁以上老年人平均脉率约为 75 次 /min。

（2）性别。在相同年龄下，女性脉率比男性稍快。

（3）体型。通常身材细高者比矮胖者的脉率慢。

（4）情绪。运动、兴奋、恐惧、愤怒、焦虑使脉率增快；休息、睡眠则使脉率减慢。

此外，进食、饮浓茶及咖啡、应用兴奋剂等可使脉率增快；禁食、应用镇静剂药物等可使脉率减慢。

三、呼吸

机体在新陈代谢过程中，需要不断地从外界摄取氧气，并排出体内的二氧化碳，这种机体与环境之间进行的气体交换，称为呼吸。

1. 正常呼吸

在安静状态下，正常成人呼吸频率为 16 ~ 20 次 /min，正常呼吸表现为节律规则，均匀无声且不费力。

2. 生理变化

（1）性别。在相同年龄下，男性比女性呼吸频率稍慢。

（2）活动。休息和睡眠使呼吸减慢，剧烈运动可使呼吸加快。

（3）情绪。强烈的情绪变化，如恐惧、愤怒、紧张、悲伤、害怕等刺激呼吸中枢，引起呼吸加快或屏气。

此外，海拔升高或环境温度升高等，均会使呼吸加深加快。

3. 异常呼吸的观察

（1）频率异常

1）呼吸增快。呼吸频率大于 24 次 /min，称为呼吸增快，也称气促，常见于发热、甲状腺功能亢进、疼痛等。

2）呼吸减缓。呼吸频率小于 12 次 /min，称为呼吸减缓，常见于颅内压增高、巴比妥类药物中毒等。

（2）深度异常。深度呼吸是一种深长而规则的呼吸；浅快呼吸是一种浅表而不规则的呼吸，有时呈叹息样。

（3）节律异常

1）潮式呼吸。潮式呼吸又称陈 – 施呼吸，特点是呼吸逐步减弱以至停止和呼吸逐渐增强两者交替出现，周而复始，呼吸呈潮水涨落样。潮式呼吸周期可达 30 ~ 120 s，暂停期可持续 5 ~ 30 s。

2）间断呼吸。间断呼吸又称比奥呼吸，表现为有规律地呼吸几次后突然停止，间隔一段短时间后又开始呼吸，如此反复交替，即呼吸和呼吸暂停现象交替出现。该状态常在临终前发生。

（4）呼吸困难。呼吸困难是指主观上感到空气不足、呼吸费力；客观上表现为呼吸频率、深度、节律的异常，用力呼吸时可见辅助呼吸肌参与呼吸活动，严重时可出现发绀、鼻翼扇动、端坐呼吸等。

四、血压

血压是指血液在血管内流动对血管壁的侧压力，生活中人们所说的血压是指动脉血压。动脉血压随着心室的收缩和舒张而发生规律性的变化。心室收缩时，动脉血压上升达到的最高值称为收缩压。心室舒张末期，动脉血压下降达到的最低值称为舒张压。

1. 正常血压

以肱动脉血压为标准。在安静状态下，正常成人的血压范围为收缩压 90 ~ 140 mmHg（1 mmHg=0.133 kPa，1 kPa=7.5 mmHg），舒张压 60 ~ 90 mmHg。

2. 生理变化

（1）年龄。动脉血压随年龄的增长而逐渐增高，一般收缩压的升高比舒张压的升高更为显著。

（2）性别。女性在更年期前，血压低于同龄男性；女性更年期后，血压与同龄男性无明显差别。

（3）昼夜。血压呈明显的昼夜波动。一般清晨血压最低，傍晚血压最高。夜间睡眠时血压降低；如果睡眠不佳、过度劳累时血压可稍升高。

（4）环境。在寒冷环境中，末梢血管收缩，血压略升高；在高温环境中，皮肤血管舒张，血压可略下降。故冬天血压值略高于夏天，长时间泡热水澡后血压略有下降。

（5）体位。坐位血压高于卧位血压、立位血压高于坐位血压，这与重力引起的代偿机制有关。对于长期卧床或使用某些降压药物的老年人，若由卧位改为立位时，可出现头晕、眩晕、血压下降等直立性低血压表现。

（6）体型。通常高大、肥胖者血压偏高。

此外，情绪激动、恐惧、紧张、兴奋、吸烟、剧烈运动等可使血压升高；摄盐过多、饮酒、药物等对血压也有影响。

3. 异常血压的评估

（1）高血压。一般情况下，65 ~ 79 岁的老年人血压≥140 mmHg/90 mmHg 应开始药物治疗，降压目标 <140 mmHg/90 mmHg，如可耐受可降至 <130 mmHg/80 mmHg。

对于年龄≥80 岁的老年人，收缩压≥150 mmHg 可开始药物治疗，降压目标 <150 mmHg/90 mmHg。

（2）低血压。低血压是指血压 <90 mmHg/60 mmHg。当血压低于正常范围时有明显的血容量不足表现，如脉搏细速、头晕、心悸等。低血压常见于休克、大量失血、急性心力衰竭患者。

4. 防止测量误差

在使用水银血压计时，应注意以下事项，防止测量误差。

（1）设备。袖带过窄，可使测得的血压值偏高；袖带过宽、橡胶管过长、水银量不足等可使测得的血压值偏低。

（2）位置。手臂位置低于心脏，吸烟、进食、运动、膀胱充盈等，可使测得的血压值偏高；手臂位置高于心脏，可使测得的血压值偏低。

（3）操作。袖带缠得过松，测量者的视线低于水银柱弯月面，可使测得的血压值偏高；反之，测得的血压值偏低。放气速度太慢，可使测得的舒张压偏高；放气速度太快，听不清声音的变化。

（4）读数。读数时，操作者视线与水银柱的弯月面保持水平。

相关链接

电子血压仪

电子血压仪读数清晰直观、使用方便、应用广泛。

1. 上臂式电子血压仪

缠绕袖带时，将导管伸向末梢端，与中指延长线平行；按下开始键，测量血压；等待显示屏输出读数，记录数值。

2. 臂筒式电子血压仪

将老年人的上臂置于臂筒内，前臂和肘部置于凹陷处，嘱老年人上身坐直，使臂筒中心与心脏保持同一高度；按下开始键，测量血压；等待显示屏输出读数，记录数值。

五、血糖

血糖是指血液中的葡萄糖。老年人血糖标准一般是空腹血糖在 3.9 ~ 6.1 mmol/L，餐后 2 h 血糖低于 7.8 mmol/L。过高或过低的血糖都会对老年人造成伤害，甚至危及生命。

血糖监测的目的是监测老年人血糖水平，评价代谢指标，为临床治疗提供依据。便携式血糖仪具有监测操作简单、需血量少、检测速度快等优点，适宜长期监测。

技能要求

为老年人测量体温

操作准备

1. 物品准备：体温计（已消毒）、纸巾、记录本、笔，如测肛温可另备润滑油、棉签、卫生纸。

2. 照护人员准备：着装整洁，洗净双手，必要时佩戴口罩。

操作步骤

步骤 1　核对解释

备物至床旁，核对床号及姓名；确认老年人体位舒适、情绪稳定。

向老年人说明测量体温的目的、方法、注意事项及配合要点。

步骤 2　检查用物

检查确认体温计完好，将体温计水银柱甩至 35 ℃以下。

步骤 3　测温

视病情选择合适的测温部位。

（1）口温测量。将体温计水银端放于老年人舌下（见图 7–2），嘱老年人闭唇含住体温计，用鼻呼吸，勿用牙咬体温计，3 min 后取出。

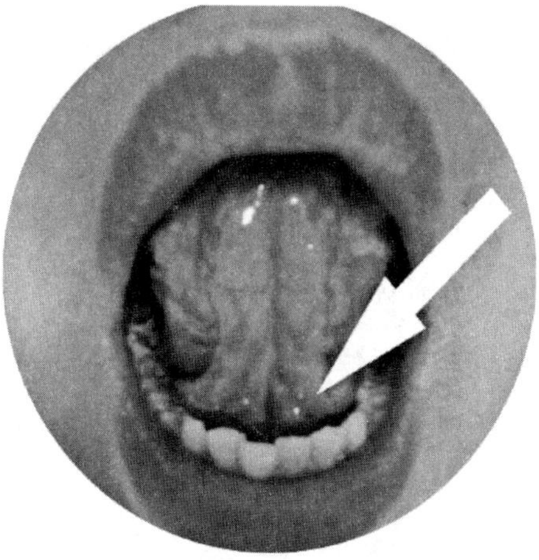

图 7–2　口温测量时的体温计放置位置

（2）腋温测量。解开老年人衣扣，用纸巾轻擦腋下汗液（汗液会导致散热增加，影响准确性），将体温计水银端放于腋窝深处，紧贴皮肤，曲臂过胸夹紧，10 min 后取出。

（3）肛温测量。老年人取侧卧、俯卧、屈膝仰卧位均可，必要时用屏风遮挡，暴露测量部位便于测量。清洁并润滑肛门，润滑肛表水银端，轻轻插入肛门 3～4 cm，照护人员协助扶持体温计，注意避免擦伤或损伤肛门及直肠黏膜，3 min 后取出。

步骤 4 读数

告知老年人测量结果，若有异常及时处理。

步骤 5 整理与记录

为老年人整理衣被，协助老年人取舒适体位，记录数值。

步骤 6 清洁消毒

个人专用的体温计用 75% 酒精擦拭消毒。共用的体温计在 1% 有效氯溶液中浸泡 30 min，取出后用凉开水冲净，擦干备用。

注意事项

1. 测温前检查水银柱是否甩至 35 ℃以下。

2. 体温计不可放入热水中进行高温消毒，以免损坏。

3. 不合作的老年人不宜测量口温。因肩关节受伤或极度消瘦而夹不紧体温计的老年人不能测量腋温。直肠肛门疾病或手术、腹泻者，禁测量肛温；心肌梗死疾病老年人不宜测肛温，以免刺激肛门，引起迷走神经反射，导致心动过缓。

4. 对老年痴呆、精神异常、意识不清、烦躁和不合作的老年人，应采取恰当的体温测量方法或在床旁协助老年人测量体温。发现体温和病情不相符时，应当复测。

5. 测口温时如老年人不慎咬破体温计，应当立即清除口腔内玻璃碎片，口服蛋清或牛奶以延缓汞的吸收，并及时联系医务人员。

为老年人测量脉搏

操作准备

1. 物品准备：记录本、笔、有秒针的表，必要时备听诊器。

2. 照护人员准备：着装整洁，洗净双手，必要时佩戴口罩。

操作步骤

步骤 1 沟通与评估

备物至床旁，核对床号及姓名；确认老年人体位舒适、情绪稳定。

向老年人说明测量脉搏的目的、方法、注意事项及配合要点。

步骤 2 检查用物

检查确认用物齐整、完好。

步骤 3 正确测量

照护人员以食指、无名指触及老年人的被测动脉，如图 7–3 所示。压力大小以能清晰触及脉搏搏动为宜，压力太小感觉不到脉搏搏动，压力太大阻断动脉脉搏不动。正常脉搏测 30 s，并将所得的数值乘以 2 即为脉率。异常脉搏测 1 min。

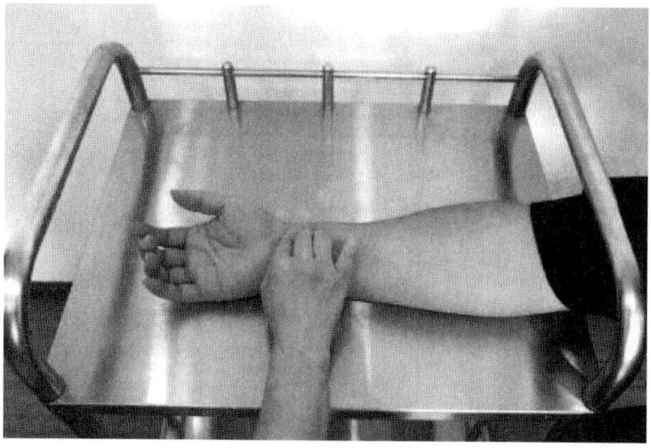

图 7–3 测量脉搏

步骤 4 记录整理

记录脉率，为老年人整理衣被，协助老年人取舒适体位。

注意事项

1. 不可用拇指诊脉，因拇指小动脉搏动较强，易与老年人的脉搏混淆。
2. 为偏瘫或肢体有损伤的老年人测脉搏时，应选择健侧肢体。
3. 如老年人有剧烈运动、紧张、恐惧等情况，应让其安静休息 30 min 再测。
4. 如脉搏细弱而触摸不清时，可用听诊器测心率 1 min。

为老年人测量呼吸

操作准备

1. 物品准备：记录本、笔、有秒针的表，必要时备棉花。
2. 照护人员准备：着装整洁，洗净双手，必要时佩戴口罩。

操作步骤

步骤 1 沟通与评估

备物至床旁，核对床号及姓名；确认老年人体位舒适、情绪稳定，保持自然呼吸状态。

向老年人说明测量呼吸的目的、方法、注意事项及配合要点。

步骤 2 选择体位

协助老年人取舒适体位，精神放松，避免引起老年人紧张。

步骤 3 正确测量

（1）保持诊脉姿势，分散老年人注意力，使老年人处于自然呼吸状态。

（2）女性老年人观察胸部起伏，男性老年人观察腹部起伏，一般测量 30 s，将观察到的呼吸次数乘以 2。

（3）异常呼吸测 1 min，同时观察呼吸的节律、深度、声音，以及有无呼吸困难。

（4）呼吸微弱者测量呼吸时，用少许棉花置于其鼻孔前，观察棉花 1 min 内被吹动的次数。

步骤 4 记录

记录呼吸情况。

注意事项

1. 由于呼吸受意识控制，测量时不应让老年人觉察，以免老年人紧张，影响测量的准确性。

2. 测量呼吸前如有剧烈运动、情绪激动等情况，应休息 30 min 后测量。

为老年人测量血压

操作准备

1. 物品准备：水银血压计、听诊器、记录本、笔。

2. 照护人员准备：着装整洁，洗净双手，必要时佩戴口罩。

操作步骤

步骤 1 沟通与评估

备物至床旁，核对床号及姓名；确认老年人体位舒适、情绪稳定。

向老年人说明测量血压的目的、方法、注意事项及配合要点。

步骤 2 检查仪器

测量前应检查血压计及听诊器是否符合要求：袖带的宽窄是否合适；水银是否充足；玻璃管有无裂缝，上端是否和大气相通；橡胶管和加压气球有无老化、漏气；听诊器是否完好等。

步骤 3 摆放体位

（1）正确选择测量肢体。有偏瘫者应选健侧肢体；一侧肢体正在输液或施行过手术，应选择对侧肢体测量。

（2）老年人取坐位或仰卧位，坐位时肱动脉平第四肋软骨，仰卧位时肱动脉平腋中线。水压计“0”点应与肱动脉、心脏在同一水平，避免血压受血流重力作用影响。

（3）嘱老年人手掌向上，肘部伸直，必要时脱袖，以免袖口过紧影响血压测量值。

（4）放妥血压计，开启水银槽。

步骤 4 测量血压

（1）缠袖带。驱尽袖带内的空气，平整地缠于老年人上臂中部，松紧以能容一指为宜，袖带下缘距肘窝 2 ~ 3 cm。袖带缠得过松或过紧都会影响血压值。

（2）戴听诊器。戴好听诊器，听诊器胸件置于肱动脉搏动最明显处，勿塞入袖带内。一手固定，另一手关紧加压气球的阀门。

（3）输气加压。手握橡皮球，均匀充气至肱动脉搏动音消失，再升高 20 ~ 30 mmHg。

（4）准确读数

1）缓慢放气，速度以每秒下降 4 mmHg 左右为宜，同时听肱动脉搏动，并注意水银柱刻度。

2）听诊器中听到第一声搏动声，此时水银柱所指刻度即为收缩压。

3）当搏动声突然变弱或消失，此时水银柱所指刻度即为舒张压。

发现听不清或有异常时应重测，注意使水银柱降至“0”点，休息片刻后再测，必要时做双重对照。

（5）驱气整理。测量结束驱尽袖带内空气，整理袖带放入盒内。将血压计右倾 45°，让水银全部流入槽内，关闭水银槽开关，盖盒，放妥。

（6）安置老年人。整理床单位，协助老年人取舒适体位。

步骤 5 记录

记录血压值。

注意事项

1. 测血压前老年人如有运动、情绪激动、吸烟、进食等活动，应安静休息 30 min 后再测。

2. 须密切观察血压的老年人应做到“四定”：定时间、定部位、定体位、定血压计。

3. 妥善使用和保管血压计。打气不可过猛、过高；如水银柱里出现气泡，应调节或检修，不可带气泡测量；使用完毕应及时关闭水银槽开关。

为老年人测量血糖

操作准备

1. 物品准备：血糖仪、匹配的血糖试纸、采血针头（刺指笔）、消毒棉球、记录本、笔、污物桶、锐器盒。

2. 照护人员准备：着装整洁，洗净双手，必要时佩戴口罩。

操作步骤

步骤 1 沟通与评估

备物至床旁，核对床号及姓名；确认老年人体位舒适、情绪稳定。

向老年人说明测量血糖的目的、方法、注意事项及配合要点；确认监测血糖的时间（如空腹、餐后 2 h 等）；评估老年人的双手手指皮肤的颜色、温度等。

步骤 2 检查用物

（1）打开血糖仪，调整血糖仪的代码，使其与使用的试纸代码相同。

（2）检查血糖试纸的有效期及是否干燥、有无裂缝和折痕，将血糖试纸插入试纸孔。

（3）将采血针头装入刺指笔中，也可直接选用新式采血针头。

步骤 3 消毒采血

用消毒棉球擦拭采血部位皮肤，将采血针头对准采血部位，按压出针弹簧，根据手指皮肤厚度选择穿刺深度，刺破手指，让血自然流出，弃掉第一滴血。取适量血，待血糖仪指示取血后，将血糖试纸吸血端插入血滴，观察血液吸到试纸专用区域变成红色后移开，等待结果。

用消毒棉球按压穿刺点，指导老年人按压穿刺部位 1 ~ 2 min。

步骤 4 读取并记录

血糖仪显示测量结果，读取后记录血糖值和监测时间，关闭血糖仪。

步骤 5 整理

规范处理用物，将用过的消毒棉球、血糖试纸扔进污物桶，采血针头扔入锐器盒。

协助老年人取适当体位。

注意事项

1. 测血糖前，确认血糖仪上的号码与试纸号码一致，血糖试纸在有效期内且干燥保存。

2. 消毒液干透后实施采血。根据手指表皮的厚度调节采血笔深度，让血液自然流出，在取血过程中，勿过度按摩和用力挤血。

3. 注意吸血的等待时间，吸血量应使试纸测试区完全变成红色，检测时不挪动试纸条、不倾斜血糖仪。

4. 不触碰试纸条的测试区，避免试纸发生污染。采血部位要交替轮换，不长期刺扎同一个部位，以免形成瘢痕。

学习单元 3

体卫融合照护

知识要求

一、适合老年人的主动运动

1. 主动运动方式

（1）步行。步行是最普通、方便的室外运动项目，也是老年人进行主动运动的首选方式。开始时走短距离，以后在数周内逐渐增加距离和行走速度。有节律地进行行走有助于改善大脑皮层功能，消除疲劳；可锻炼心肌，促进四肢及内脏器官的血液循环，也可改善冠状动脉的血流状况；可加速新陈代谢，促进脂肪代谢，增强体质。步行适合患有冠心病、高血压、肥胖症、糖尿病等慢性疾病以及不适应大运动量的老年人。

（2）慢跑。适当进行慢跑可以提高肺活量，恢复肺泡的弹性，对呼吸调理有帮助；可促进冠状动脉血循环，改善心肌营养状况；可降低血中胆固醇、甘油三酯的含量，增加高密度脂蛋白的含量，对预防动脉硬化有利。

（3）太极拳。太极拳是我国传统武术之一，能疏通经络，调和气血，加速新陈代谢，调节内分泌功能。老年人适当练习太极拳，有降低血中胆固醇的作用；对大脑皮质和自主神经系统的功能有独特的调节作用，故特别适合患有高血压、神经衰弱、消化道功能紊乱及轻度冠心病的老年人。

（4）健身气功。气功是我国医学宝库中独特的强身保健方法之一，对机体各器官组织有良好的调节作用，长期坚持锻炼，可增强体质，预防和缓解疾病。气功能消除大脑皮质的紧张状态，改善胃肠道消化吸收功能，预防和治疗胃肠功能紊乱；能降低心率，提高心肌耐缺氧能力，有效改善心肺功能；能促进血液循环，调节血压。

（5）健身操。健身操的形式多样，可以使疲劳的神经、肌肉得到调节性休息和放松，减轻疲劳感；增强腰腿以及各关节的灵活性；改善内脏器官的功能，促进血液循环；调节新陈代谢，降低血脂和多余体脂，从而增进身心健康。除较严重的心血管疾病患者外，一般老年人均可参加运动强度适宜的健身操锻炼。

2. 注意事项

（1）适度运动，避免过度运动和剧烈运动，安全第一。

（2）循序渐进，量力而行。

（3）运动前要热身；运动后要做放松活动，不宜立即蹲坐或躺下休息。

（4）炎热、酷寒、雾霾时要避免户外运动。

（5）进餐前后 1 h 内不宜运动，运动前后要补充水分。

（6）运动中如感身体不适要立即停止锻炼，不能强忍坚持，必要时呼救。

二、适合老年人的“微运动”

1. 手指梳头

两手食指、中指、无名指适度弯曲，用指腹往返按摩头部 3 ~ 5 min，可以加强脑部供血、改善睡眠质量。

2. 搓手捏臂

左右两手先手掌，后手指、手背，反复用力搓直到发热，再双手揉捏手臂，可缓解疲劳。

3. 双掌揉面

两手掌紧贴面部，用力缓搓面部所有部位，揉面可以缓解精神疲劳。

4. 搓耳捂耳

搓耳是以两手拇指和食指侧面紧贴耳下端，自下而上，由前向后，用力搓摩双耳。捂耳是以两手掌按压在两耳外，使耳听不到外界声音，2～3 s后马上松开，重复多次。每天坚持做，有利于维持听力。

5. 叩齿转舌

刷牙后，口唇微闭，上下牙齿相互轻叩，有利坚固牙齿；然后分别左右转动舌头10次。

6. 运目洗眼

运目是将眼球顺时针、逆时针各转动30次，然后闭目1～2 min，突然睁大眼睛；洗眼是指取清洁小碗，内放清洁温水（25～30 ℃），将眼放入水内，眨眼10次。这有助于强化眼部肌肉、预防眼病、维持视功能。

7. 叠掌摩腹

两掌重叠紧贴腹部，先顺时针、再逆时针环摩腹部，重点在脐部及其周围，可以强健脾胃，促进消化吸收。

8. 收腹提肛

取仰卧位，鼓腹吸气，尽量提肛，收紧腹部呼气，每天做100～200次，可有效预防痔疮、尿失禁，改善便秘等。

9. 交叉搓脚

右脚掌心搓摩左脚背所有部位，再用左脚心搓摩右脚背所有部位，然后用右脚跟搓摩左脚心，再用左脚跟搓摩右脚心，可缓解神经衰弱、失眠、耳鸣等。

10. 拍腿蹬腿

将小腿抬起，双手搓热，从膝盖到脚踝，从两侧分别拍打小腿。每条腿拍打几分钟，直到双腿发暖为止。入睡前平躺在床上，双手紧抱后脑勺，由缓到急地进行蹬腿运动，每次30 s，然后换另一条腿，反复多次。这有助于缓解抑郁情绪，加快血液循环，利于身体毒素排出。

三、老年人运动的风险规避

1. 养成运动的习惯

可以指导或鼓励老年人将运动列入每天的时间表，培养运动意识和习惯，有计划地安排运动，循序渐进，逐渐增加运动量；寻找和培养自己感兴趣的运动方式，并多样结合，持之以恒，把运动变为习惯。

2. 密切监控运动强度

老年人常用的药物可能会影响运动中的心率反应，建议使用伯格（Borg）1～10 级主观疲劳感觉量表（见表 7–3），来进行老年人运动强度监控，以老年人感觉舒适、不产生疲劳感为宜。

表 7–3　伯格（Borg）1～10 级主观疲劳感觉

级别	感觉
0	没什么感觉，相当于静坐时的体力消耗
1	很弱，在桌前工作或阅读时的感觉，丝毫不觉得疲惫，呼吸平缓
2	弱，如同穿衣服时出现的感觉，稍感疲惫或毫无疲惫感，呼吸平缓
3	温和，稍感疲惫，可能轻微地觉察到自己的呼吸
4	稍强，感到轻微疲惫，呼吸略急促，但仍感觉较为自在
5	强，感到轻微疲惫，觉察到自己的呼吸，气息比 4 级还急促一些
6	中强，感到疲惫，呼吸急促，而且可以察觉到
7	很强，感到疲惫，呼吸急促，可以与人对话，但宁愿不说话
8	非常强，感到极度疲惫，呼吸非常急促，还可以与人对话，但不想这么做
9	超强，体验到极度的疲惫，呼吸非常吃力，而且无法与人交谈
10	极强，精疲力竭

思考题

1. 简述老年人的主动运动方式和“微运动”方式。
2. 简述体温的测量方法与注意事项。
3. 简述脉搏的测量方法与注意事项。
4. 简述呼吸的测量方法与注意事项。
5. 简述血压的测量方法与注意事项。

附录1　老人照护专项职业能力考核规范

一、定义

老人照护是指对老年人生活、心理进行照料和护理。

二、适用对象

运用或准备运用老人照护能力求职、就业的人员。

三、能力标准与鉴定内容

能力名称：老人照护　　　　职业领域：

工作任务	操作规范	相关知识	考核比重
（一）清洁卫生照护	1. 为老年人整理床铺 2. 为卧床老年人更换床上用品 3. 协助老年人进行穿脱衣裤鞋袜训练 4. 为卧床老年人更换衣裤 5. 协助老年人漱口与刷牙 6. 为老年人清洁口腔 7. 为老年人摘取、佩戴、清洁义齿 8. 为老年人清洁头发 9. 为老年人清洁身体	1. 老年人居室卫生要求与布置 2. 床铺整理与床上用品更换的方法 3. 为老年人穿脱衣的技巧与注意事项 4. 老年人口腔卫生要求 5. 老年人头发清洁要求 6. 老年人身体清洁要求	20%
（二）睡眠照护	1. 为老年人布置适宜睡眠的居室环境 2. 观察并记录老年人的异常睡眠	1. 老年人睡眠环境的布置要点 2. 老年人常见睡眠体位 3. 睡眠障碍表现及应对方式 4. 老年人睡眠障碍的照护方法	10%
（三）饮食照护	1. 协助非鼻饲老年人进食 2. 为鼻饲老年人进行进食照护 3. 为老年人做饮食指导	1. 老年人适宜的食物类别和进食体位 2. 鼻饲的方法 3. 老年人常见的不良饮食习惯 4. 影响老年人饮食的因素	20%

续表

工作任务	操作规范	相关知识	考核比重
（四）排泄照护	1. 为老年人进行排泄异常照护 2. 协助老年人使用便器与纸尿裤 3. 协助老年人使用开塞露	1. 影响老年人排泄的原因 2. 排泄异常的观察与照护方法 3. 便器与纸尿裤的使用场景与使用方法 4. 缓泻剂的类别与副作用	10%
（五）安全照护	1. 协助老年人使用拐杖 2. 使用轮椅转运老年人 3. 协助老年人进行安全移动 4. 协助老年人安全使用取暖物品	1. 拐杖、轮椅的使用要点 2. 平车的使用要点 3. 取暖设备的类型和优缺点 4. 意外伤害的原因、预防措施及处置	20%
（六）常用照护技术	1. 为老年人喂药 2. 为老年人测量体温、脉搏、呼吸、血压、血糖	1. 安全用药指导方法 2. 用药后的不良反应与观察方法 3. 健康体征观察与测量方法	20%

四、鉴定要求

（一）申报条件

达到法定劳动年龄，具有相应技能的劳动者均可申报。

（二）考评员构成

考评员应具备一定的老人照护专业知识及实际操作经验，每个考评组中不少于 3 名（含）考评员。

（三）鉴定方式与鉴定时间

考核方式：现场实际操作。

考核时间：60 min。

（四）鉴定场地与设备要求

场地要求：标准教室或考核场地，采光、通风良好，干净整洁，安全标志清晰。

设备要求：见下表（如无特殊说明，准备的物品数量均为 1）。

工作任务			设备要求
（一）清洁卫生照护	1. 为老年人整理床铺		置物架（置物车）、床刷、刷套、水盆（2个）
	2. 为卧床老年人更换床上用品		置物架（置物车），床刷，刷套，水盆（2个），清洁床上用品（含床单、被套、枕套），污衣袋
	3. 协助老年人进行穿脱衣裤鞋袜训练		清洁的衣裤鞋袜
	4. 为卧床老年人更换衣裤		清洁的衣裤、污衣袋
	5. 协助老年人漱口与刷牙	协助老年人漱口	毛巾、弯盘、水杯、漱口液
		协助老年人刷牙	牙刷、牙膏、水杯、毛巾、治疗巾、脸盆、温水，必要时准备润唇膏
	6. 为老年人清洁口腔		口腔护理包、手电筒、温水、口腔外用药，必要时备开口器
	7. 为老年人摘取、佩戴、清洁义齿	为老年人摘取和佩戴义齿	水杯、纱布
		为老年人清洁义齿	水杯、牙刷、流动自来水、纱布、义齿清洁液/片
	8. 为老年人进行头发清洁	协助老年人梳头	梳子、治疗巾、橡胶圈（必要时）、温水、垃圾桶
		为老年人洗发	简易洗发器、污水桶、毛巾、棉球、杯子、洗发液、护发素、梳子、干发帽、水壶（内盛温水）、脸盆、吹风机、垃圾桶
		为老年人灭除头虱	洗发用物、篦子（齿内嵌少许棉花）、梳子、灭虱药液、纱布、一次性帽子、纸巾、垃圾桶、污衣袋、吹风机、清洁衣裤
	9. 为老年人进行身体清洁	协助老年人清洁面部和四肢	脸盆、洗脚盆（内有洗脚毛巾）、小方巾、毛巾（2条）、洗面奶、香皂、保湿面霜、润肤油、水壶（内盛温水）
		为老年人修剪指（趾）甲	水盆（内盛温水）、指甲刀、指甲锉、纸巾、毛巾、垃圾桶
		协助老年人淋浴	毛巾、小方巾、浴巾、沐浴液、洗发液、洗面奶、防滑垫、防滑拖鞋、清洁衣裤、污衣袋、洗澡椅、水盆（内有洗脚毛巾）、梳子、吹风机

续表

工作任务			设备要求
（一）清洁卫生照护	9. 为老年人进行身体清洁	协助老年人盆浴	浴盆（内有防滑垫）、小方巾、毛巾、浴巾、沐浴液、洗发液、洗面奶、防滑垫、防滑拖鞋、清洁衣裤、污衣袋、座椅、梳子、吹风机
		为老年人床上擦浴	浴巾、小方巾、毛巾（3条）、水盆（3个）、热水壶、污水桶、清洁衣裤、污衣袋、沐浴液或香皂，必要时准备尿垫和纸尿裤
		为老年女性清洁会阴	冲洗壶（内盛温水）、专用毛巾、尿垫、浴巾、便盆、纸尿裤
		为老年男性剃须	电动剃须刀、干毛巾、小方巾、保湿面霜、脸盆（内盛温水）、扫把、簸箕、垃圾桶
（二）睡眠照护	1. 为老年人布置适宜睡眠的居室环境		—
	2. 观察并记录老年人的异常睡眠		睡眠记录表、笔
（三）饮食照护	1. 协助非鼻饲老年人进食		餐具、床上桌板、围裙或毛巾、纸巾、水杯、吸管
	2. 为鼻饲老年人进行进食照护		鼻饲用具、毛巾、水杯（内盛温水）、鼻饲液（38~40 ℃）
	3. 为老年人做治疗饮食食用指导		记录表、笔
（四）排泄照护	1. 为老年人进行排泄异常照护	协助老年人如厕	卫生纸、湿巾纸
		为留置导尿管的老年人更换尿袋	一次性尿袋、碘伏、棉签、别针、笔、记录单、一次性医用单、垃圾桶
		为肠造瘘老年人更换粪袋	干燥粪袋（在有效期内且无破损）、水盆（盛有温水）、棉球、镊子、卫生纸、专用垃圾桶
		人工取便	橡胶单（或尿垫）、润滑液（肥皂液或开塞露）、卫生纸、便盆、水盆（内盛温水）、毛巾
	2. 协助老年人使用便器与纸尿裤	协助老年人使用便盆	便盆、一次性护理垫（或尿垫）、浴巾、卫生纸，需要时准备温水、水盆、毛巾
		协助老年人使用尿壶	尿壶、一次性护理垫（或尿垫）、浴巾、卫生纸，需要时准备温水、水盆、毛巾
		为老年人更换尿垫	尿垫、卫生纸（按需）、水盆（内盛温水）、毛巾、垃圾桶

续表

工作任务			设备要求
（四）排泄照护	2. 协助老年人使用便器与纸尿裤	为老年人更换纸尿裤	一次性护理垫（或尿垫）、纸尿裤、卫生纸（按需）、水盆（内盛温水）、毛巾、垃圾桶
	3. 协助老年人使用开塞露		开塞露、卫生纸、尿垫、垃圾桶
（五）安全照护	1. 拐杖与轮椅	协助老年人使用拐杖	拐杖
		使用轮椅转运老年人	轮椅、毛毯或保暖外衣（按季节准备）
	2. 协助老年人进行安全移动	协助老年人移向床头	软枕
		协助老年人移向床边	软枕、翻身枕
		协助老年人坐起	软枕、翻身枕
		协助老年人站立	软枕、翻身枕
		使用平车转运老年人	平车、被子或毛毯（按季节准备）
	3. 协助老年人安全使用取暖物品	使用取暖物品为老年人睡前暖被褥	热水袋、电热水袋、电热毯（一般选择一种即可）
		使用热水袋为老年人保暖	水壶（内装50 ℃左右的温水）、热水袋、热水袋布套、毛巾、水温计
	4. 为老年人施行急救	海姆立克急救法	—
		心肺复苏术	血压计、听诊器等
（六）常用照护技术	1. 为老年人喂药		药物、药杯、药匙、滴管、量杯、吸管、水壶（内盛温开水）、水杯、记录本、笔
	2. 为老年人测量体温、脉搏、呼吸、血压、血糖	为老年人测量体温	体温计（已消毒）、纸巾、记录本、笔，如测肛温可另备润滑油、棉签、卫生纸
		为老年人测量脉搏	记录本、笔、有秒针的表，必要时备听诊器
		为老年人测量呼吸	记录本、笔、有秒针的表，必要时备棉花
		为老年人测量血压	水银血压计、听诊器、记录本、笔
		为老年人测量血糖	血糖仪、匹配的血糖试纸、采血针头（刺指笔）、消毒棉球、记录本、笔、污物桶、锐器盒

附录2　老人照护专项职业能力培训课程规范

培训任务	学习单元	培训重点难点	参考学时
（一）职业准备	1. 职业	—	2
	2. 职业道德与行为礼仪	—	
	3. 老年人生理与心理	重点：（1）老年人生理变化 （2）老年人心理常见问题	4
（二）清洁卫生照护	1. 居室清洁照护	重点：整理床单元及更换被服的方法	6
	2. 更换衣裤照护	重点：协助老年人更换衣服及裤子	
	3. 口腔清洁照护	重点：巴氏刷牙法	
	4. 头发清洁照护	重点：协助老年人床上洗头	
	5. 身体清洁照护	重点：床上擦浴及会阴清洁	
（三）睡眠照护	1. 睡眠环境布置与卧床体位选择	重点：为老年人布置适宜的睡眠环境 难点：老年人睡眠体位要求	2
	2. 睡眠记录	重点：照料有睡眠障碍的老年人	
（四）饮食照护	1. 协助老年人进食	重点：协助老年人进食 难点：老年人鼻饲照护要点	4
	2. 健康饮食指导	重点：老年人常见不良饮食习惯	
（五）排泄照护	1. 排泄异常照护	重点：排便异常的照护 难点：（1）更换造瘘口袋 （2）人工取便	4
	2. 便器与纸尿裤的使用	重点：便盆与尿壶的使用	
	3. 缓泻剂的使用	重点：开塞露的使用	
（六）安全照护	1. 拐杖与轮椅的使用	重点：（1）指导老年人使用拐杖 （2）运用轮椅转运老年人	8
	2. 老年人的安全移动	重点：协助老年人进行体位改变 难点：搬运老年人的方法	
	3. 取暖物品的安全使用	重点：使用取暖物品为老年人保暖	
	4. 意外伤害的原因、预防措施及处置	重点：包扎、止血、固定、心肺复苏及海姆立克急救法	

续表

培训任务	学习单元	培训重点难点	参考学时
（七）常用照护技术	1. 给药照护	重点：协助老年人按时服药 难点：老年人服药时间要求	4
	2. 健康体征观察与测量	重点：体温、脉搏、呼吸、血压、血糖的测量方法 难点：异常健康指标的观察	
	3. 体卫融合照护	重点：老年人适宜的运动方法	2
总学时			36

注：参考学时是培训机构开展的理论教学及实操教学的建议学时数，包括岗位实习、现场观摩、自学自练等环节的学时数。